A ciência do Pilates

Como otimizar suas aulas
de Pilates pela biomecânica

A CIÊNCIA DO PILATES
Como otimizar suas aulas de Pilates pela biomecânica
Janaína Cintas

Sarvier, 1ª edição, 2018

Revisão: Maria Ofélia da Costa

Capa: Desenvolvida por Tanke Design

Retrato autora: Alberto Caetano Nucci

Impressão e acabamento: Vox Editora Ltda.

Ilustrações: Priscila Castro

Prefácio: Nany Sevilla

Colaboração técnica e teórica: Massimo Lombardozzi e
Dra. Jessica L. Ribeiro

Revisão técnica de física: Dra. Marcia Maria de Moura

Nenhuma parte pode ser duplicada ou reproduzida
sem expressa autorização do Editor.

sarvier

Sarvier Editora de Livros Médicos Ltda.
Rua dos Chanés 320 – Indianópolis
04087-031 – São Paulo – Brasil
Telefone (11) 5093-6966
sarvier@sarvier.com.br
www.sarvier.com.br

Dados Internacionais de Catalogação na Publicação (CIP)
(Câmara Brasileira do Livro, SP, Brasil)

Cintas, Janaina
A ciência do pilates : como otimizar suas aulas de
pilates pela biomecânica / Janaina Cintas. -- São Paulo :
SARVIER, 2018.

Bibliografia.
ISBN 978-85-7378-260-8

1. Biomecânica 2. Exercícios físicos 3. Pilates
(Método de exercícios físicos) I. Título.

18-15220   CDD-613.71

Índices para catálogo sistemático:

1. Pilates : Exercícios físicos : Biomecânica :
Promoção da saúde   613.71

A ciência do Pilates

Como otimizar suas aulas de Pilates pela biomecânica

Janaína Cintas

Escritora e Fisioterapeuta graduada pela Universidade da Cidade de São Paulo. Posteriormente aperfeiçoou em Gerontologia na Pós-Graduação da Universidade Federal do Estado de São Paulo. Subsequentemente se especializou em Cadeias Fisiológicas do Método Busquet, RPG de Philippe Souchard, estudiosa das relações viscerais com a pressão intra-abdominal, formou-se em Pilates e Pilates Aéreo pela Escola de Madrid, trabalhou como fisioterapeuta no Hospital Albert Einstein e atualmente faz parte do Grupo Voll Pilates, onde ministra cursos e palestras. Janaína também é autora do **Livro Cadeias Musculares do Tronco** lançado em 2015 em Madrid e no Brasil pela Sarvier Editora de Livros Médicos Ltda.

sarvier

Colaboradores

Jéssica L. Ribeiro

Fisioterapeuta graduada há 14 anos, pós-graduada em Gerontologia. Tem dois artigos publicados em 2010/2011: Pilates aprimorando o equilíbrio em idosos: Revisão Integrativa e O Pilates como abordagem terapêutica na sarcopenia: Revisão Integrativa. Instrutora de Pilates há 13 anos com vários cursos e aprimoramentos nesta área. Apaixonada pela fisioterapia manual, após cursos e estudos, hoje trabalha especificamente focando a eliminação da dor e promovendo liberdade de movimento por meio de liberação pelas cadeias musculares e cicatrizes.

Massimo Lombardozzi

Osteopata na famosa SPA do Hotel Rome Cavalieri Waldorf Astoria. Docente convidado em cursos de pós-graduação em Terapia Manual junto às Faculdades de Fisioterapia da UNIC (MT), UNINGÁ e NICENTRO (PR). Docente convidado em cursos de Osteopatia Estrutural e Visceral pelo IBO, Docente de Osteopatia Estrutural na Escuela de Osteopatia y Posturologia de Rosário (Argentina). Docente de Osteopatia Estrutural e Visceral da Faculdade Inspirar. Colabora com os Serviços de Fisiatria e Gastroenterologia do Hospital Militar de Roma Celio em pesquisa sobre a eficácia do tratamento Osteopático em pacientes com dispepsia funcional e refluxo não erosivo. Coordenador de pesquisa sobre a eficácia do Tratamento Osteopático em pacientes com Esclerose Múltipla. Colabora com G. Finet e C. Williame, por conta dos quais cuidou da tradução do último livro nas versões em italiano e português, é um dos únicos seis osteopatas no mundo autorizado a difundir e ensinar o método das colunas de pressão viscerais, criado graças às pesquisas baseadas em radiografias e ultrassonografias da mobilidade visceral humana.

Márcia Maria de Moura

Pesquisadora Associada junto ao grupo de pesquisa em Física Nuclear de Atlas Energias, na Wayne State University, Detroit, MI, USA, pesquisadora da USP, Bacharel em Física pelo Instituto de Física da Universidade de São Paulo, Doutorado em Ciências, com especialização em Física Nuclear, pelo Instituto de Física da Universidade de São Paulo, Pós-doutorado em Física Nuclear Experimental pela Wayne State University, Detroit, MI, USA e Pós-Doutorado em Física Nuclear Experimental pelo Instituto de Física da Universidade de São Paulo.

Agradecimentos

A Deus, pelas oportunidades que me tem concedido.

A meus pais, por toda minha formação ética, moral e, simplesmente, pelo amor incondicional.

Ao meu amor, pela presença constante em meus projetos, e principalmente por ser meu maior incentivador e ombro amigo.

Aos meus pacientes, pela disposição de entregarem seus corpos à confiança de minhas mãos.

À Priscila Castro, minha sócia, amiga e braço direito, nos momentos mais difíceis, porque eles existem.

A Larissa, Marjorie, Otto, Melissa e a esse bebezinho que está chegando em nossas vidas, por vocês que guiei minha vida sempre em busca de conceder valores reais da prática do bem, sempre. Amor incondicional.

Ao Ricardo Moreira, pelo empréstimo de parte de seus conhecimentos.

A toda equipe Janaína Cintas, minhas fiéis escudeiras por toda troca de conhecimentos e conversas infindáveis em busca da verdade em nossas áreas.

À Jessica Ribeiro, pela colaboração imprescindível e me ajudar a tornar mais este sonho real.

Ao Massimo Lombardozzi, por tanta generosidade em transferir seus conhecimentos, o meu muito obrigada.

A todo time Voll Pilates, pela credibilidade e confiança de sempre, estamos juntos.

E a todos vocês, meus leitores, por toda credibilidade e carinho. Gratidão sempre!

Prefácio

Pilates además de ser una disciplina de ejercicio es una Ciencia, porque cada vez más nos damos cuenta de la infinidad de conocimientos y objetivos verificables que se obtienen de la práctica de los movimientos con todas sus variaciones y especialidades. Estoy segura de que Joseph Pilates su creador, tenía idea de la revolución que causaría en las personas este tipo de entrenamiento pero no imaginaba la dimensión de su creación. Pero falta mucho por descubrir y esto nos toca a nosotros que hemos aceptado el legado de ser portadores de éste estilo de vida que gira alrededor de la Contrología.

Janaina eres parte de esta revolución de conocimiento del saber humano, sigue dando tus enseñanzas para el bienestar de muchas personas y en ellas me incluyo yo.

Nany Sevilla

Nany Sevilla é da Costa Rica e atualmente vive no Panamá. Possui formação em Educação Física e é Embaixadora da Reebok em toda a América Latina. Atua como Fitness Instructor, Pilates Teacher, HealthCoach, além de possuir programa de TV e Rádio onde dá dicas de saúde. Nany também é professora de Kickboxing, TRX e Power Plate. É especialista em Mat Pilates e Reformer, na qual ministra cursos de formação.

Sumário

Capítulo 1
Introdução 1

Capítulo 2
Tipos de colunas 5

Capítulo 3
Lei de Pascal 9

Capítulo 4
Músculos abdominais *versus* músculos do assoalho pélvico 21

Capítulo 5
Powerhouse 27

Capítulo 6
Músculos do abdome 31

Capítulo 7
Movimento fundamental da coluna 39

Capítulo 8
Conceito de estabilidade 45

Capítulo 9

**Respiração: diferença entre pacientes
hipercifóticos e retificados** 49

Capítulo 10

Biomecânica dos 34 exercícios do Mat Pilates 53

Capítulo 11

Biomecânica do Pilates nos aparelhos 115

Reformer – descrição de 20 exercícios.................................... 117

Cadillac – descrição de 19 exercícios...................................... 145

Chair – descrição de 10 exercícios.. 175

Barrel – descrição de 4 exercícios... 189

Conclusão 195

Referências 197

CAPÍTULO **1**

Introdução

Durante muito tempo os estudos dos movimentos corporais foram realizados baseados no corpo estático, o que já nos proporcionou um grande conhecimento sobre ligamentos, músculos, ossos e várias estruturas corporais, e uma importante gama de princípios e técnicas usadas até hoje, estamos aqui falando de grandes gênios como: Joseph Pilates, Madame Mézières, Madame Bertherat, Marcel Bienfait, entre vários outros, que, diante somente da observação aguçada e seus *insights* brilhantes, deixaram verdadeiras pérolas de conhecimento. Porém, com o incremento de novos exames, foi permitido que essas pérolas de sabedoria fossem lapidadas, estudadas profundamente, de forma que tivéssemos mais compreensão do corpo em movimento, o que vem proporcionando a quebra de vários paradigmas em diversas áreas do movimento, surgindo assim uma biomecânica mais precisa, eficaz e, por vezes, até contraproducente. "Joseph Pilates", em seu livro "Sua Saúde", já clamava por mais conhecimentos e dizia que "Contrologia" é o controle consciente de todos os movimentos musculares. É a utilização e aplicação corretas dos princípios mecânicos que abrangem a estrutura do esqueleto, um completo conhecimento do mecanismo do corpo e compreensão total dos princípios de equilíbrio e gravidade, como nos movimentos do corpo durante a ação, repouso e no sono".

Descrição mecânica

Durante muito tempo, os profissionais do movimento negligenciaram, e ainda negligenciam, princípios básicos da física. De forma bem simples explicitarei a frase citada acima. A mecânica é a parte da física que estuda o movimento dos corpos, ela está dividida em: cinemática, dinâmica e estática. Logo, como podemos esquecernos dessa ciência que estuda em suas três ramificações quase tudo que precisamos. Na dinâmica os movimentos e suas causas com base nas Leis de Newton, o que Joseph chamava de ação, na cinemática descreve o movimento sem se preocupar com suas causas, e na estática, ou repouso, descrito por Joseph, busca o conhecimento sobre o equilíbrio de um corpo sob a ação de várias forças. Nessa altura você deve estar se perguntando no que esses estudos contribuem no seu paciente com dor, e é isso que pretendo explicitar para vocês neste livro.

Como surgiu a heretabilidade

A Terra existe há 13 bilhões de anos, a primeira forma de vida foi uma bactéria, encontrada há 4 bilhões de anos, e o homem assumiu a bipedestação há cerca de 200 mil anos, ou seja, nada dentro da escala de tempo quando falamos em evolução de uma espécie. A bipedestação gerou toda uma nova distribuição de forças no corpo humano, esse papel foi assumido pela pelve que anterioriza ou posterioriza o centro gravitacional do ser humano, permitindo assim a heretabilidade. É na pelve também que duas forças contrárias de grande importância e constante atuação se anulam: a força peso, proporcional à massa de um corpo, e a força normal, que impede o corpo de cair. (A força de reação, descrita na segunda lei de Newton, que para cada força de ação surge uma segunda, que é a força de reação.)

CAPÍTULO **2**

Tipos de colunas

Na coluna possuímos as cifoses e as lordoses, curvaturas alternadas para funções distintas. As cifoses têm a função de proteção dos nossos principais órgãos e servem como pontos fixos para que os músculos realizem os movimentos nas lordoses. Essas curvaturas estão presentes para distribuir de forma considerável a força de compressão axial (força gravitacional).

Existem dois tipos de coluna: funcional estática e funcional dinâmica.

Coluna do tipo funcional estática é definida como uma coluna com suas curvaturas menos marcadas, muito comum no Brasil, ou seja, retificada. "Esse tipo de coluna tem seu equilíbrio muito precário, o indivíduo está muito mais suscetível a quedas, pois quanto menor a mobilidade, menor a estabilidade, e menor o equilíbrio, como resultante mais quedas" (Raquel W. Pata, Katrina Senhor, Jamie Lamb).

A coluna do tipo funcional dinâmica possui curvaturas mais móveis, acentuadas com maior mobilidade e, portanto, mais suscetíveis a lesões. Logo temos aqui um dilema, nossa coluna, que deve ser estável o suficiente para suportar as forças gravitacionais, porém móvel o bastante para ser flexível, e se essas curvaturas forem equilibradas maior energia potencial se armazena e menos riscos de lesões. Portanto, em nossas aulas de Pilates devemos observar primeiro que tipo de coluna tem o nosso paciente/aluno, se ele for mais flexível, temos que priorizar o trabalho de estabilidade, eu disse priorizar, mas também devemos manter sua flexibilidade, pois estamos diante de uma coluna do tipo funcional dinâmica. Agora se estivermos diante de um paciente/aluno com sua coluna do tipo funcional estática, devemos priorizar a mobilidade.

Estabilidade da coluna vertebral

Segundo Panjabi, engenheiro e primeiro a comentar sobre a estabilidade, a instabilidade e o aumento da dor lombar se dão pela perda do padrão de movimento normal. Joseph buscava incansavelmente esse movimento normal com sua observação obstinada e apaixonada pelos animais e crianças.

Panjabi diz que a estabilização é feita por três subsistemas: coluna vertebral, músculos da coluna vertebral e unidade de controle neural, ou seja, precisamos de uma coluna flexível, com músculos fortes que seguem os mandatos de um complexo sistema de controle neuromuscular. Ainda pouco sabemos sobre isso, mas entendemos que quanto maior for a oscilação do corpo, maior a probabilidade de aparecimento da dor lombar, indicando um sistema de controle neuromuscular menos eficiente (mais lento), com uma capacidade de proporcionar a estabilidade espinhal necessária. Paul Hodges, baseado nos estudos de Panjabi, propõe que a estratégia mais eficiente para a estabilização da coluna vertebral é frequentemente o movimento, em oposição à rigidez. A perturbação é menor quando a preparação para o movimento envolve um ajuste da posição da coluna vertebral. Assim a estabilidade não é somente o impedimento do movimento que, na maioria das vezes, envolve pequenos movimentos sutis feitos no momento certo e na quantidade certa, sendo esse fato não observado em pessoas com dor crônica lombar. Essas pessoas têm seus movimentos comprometidos, gerados por alterações no córtex e por questões multifatoriais. Hodges diz ainda que a *optimal stability* não se dá sobre a geração máxima de contração, mas sim sobre a capacidade de contrair os músculos certos, na quantidade certa e no momento certo. Confirma ainda que as contrações musculares que estabilizam a coluna vertebral têm alto custo corporal em nosso sistema hemodinâmico, pois restringem a respiração, o movimento, exercem maior pressão sobre o assoalho pélvico e maior compressão sobre a coluna vertebral. Uma característica importante da estabilização no núcleo é que a atividade muscular deve preceder a quaisquer forças que possam perturbar a coluna vertebral. Por isso, *timing*, como antecipação a atividade muscular *feedforward*, é o mais importante para Hodges.

Cook concorda que a função de estabilizador ideal é mais uma questão de *timing* do que de força. Devo lembrar aqui outra lei da física importante. Pressão é igual à força sobre a área, tratando-se do *powerhouse*. Contraindo-se muito fortemente o *powerhouse*, o próprio Paul Hodges diz que diminuímos a área e, portanto, aumentamos a pressão, à qual ele se refere a pressão intracavitária.

CAPÍTULO **3**

Lei de Pascal

Existe outro dado importante que está baseado na Lei física de Blaise Pascal: "O Princípio de Pascal, ou Lei de Pascal, é o princípio físico elaborado pelo físico e matemático francês Blaise Pascal (1623-1662), que estabelece que a alteração de pressão fluida produzida em equilíbrio se transmite integralmente a todos os pontos do fluido e as paredes do seu recipiente". Se trouxermos essa lei para a coluna vertebral, considerando a parte inferior da vértebra suprajacente, uma parte desse componente hermeticamente fechado, a parte superior da vértebra subjacente, outra parte desse sistema e os anéis fibrosos fechando o circuito de forma hermética, teremos esse componente fluido em equilíbrio e, portanto, qualquer pressão produzida nesse sistema terá sua pressão distribuída de forma coesa por todo o fluido e as paredes do sistema. Claro que estamos falando de desequilíbrios oscilatórios de desestabilização e não de traumas. Isso muda tudo com relação ao mecanismo fisiopatológico da formação da hérnia, por exemplo, tirando dela o papel de vilã e a colocando como vítima de desequilíbrios musculares capazes de, com suas compensações, buscarem as três leis que regem nosso corpo: a do equilíbrio, a do conforto e a da economia. Portanto, percamos o medo de exercitar pacientes/alunos herniados e façamos o papel de investigação contrário, a resposta que devemos buscar no corpo é o que gerou essa hérnia. Se não respeitarmos essas três leis, nenhuma estratégia de reabilitação ou reprogramação de movimento irá funcionar, não desconsiderando tampouco: origem, inserção, ação e direcionamento das fibras musculares. Leopold Busquet afirma que apenas 5% das hérnias são verdadeiras, e essas são cirúrgicas. As 95% restantes são vítimas de forças distribuídas de forma errônea, logo são vítimas de cadeias musculares em desorganização.

E, atualmente, as recentes pesquisas sobre a fáscia nos colocam diante de toda a biotensegridade que não responde às leis de Newton. Toda essa mecânica estrutural só terá eficácia se a musculatura, seja ela estabilizadora ou produtora do movimento, funcionar de forma coesa, funcional e estruturada, e não podemos esquecer-nos das forças perturbatórias da fáscia e das pressões hidropneumáticas que existem em nosso sistema visceral. Durante muito tempo o fisioterapeuta tentou compreender um corpo aviscerado, negligenciando assim um corpo complexo, e com forças internas também atuantes.

Caso contrário, nosso organismo é inteligente o suficiente para gerar mecanismos compensatórios importantes (estratégias inteligentes de reorganização) que, a princípio, funcionarão aparentemente bem para a produção do movimento. Mesmo que esse movimento produza carga excessiva sobre determinada estrutura visceral ou esquelética, enfraquecimento ou encurtamento de músculos que deveriam estar colaborando para o movimento, mas que, a longo prazo, caso o corpo não se adapte a essa alteração estrutural (fenômeno da adaptabilidade), esse mecanismo aparentemente efetivo para um determinado movimento naquele momento gerará as mais diversificadas lesões, como as hérnias de disco ou listeses, por exemplo.

Já que estamos falando em estabilidade, e se soubéssemos um pouco mais sobre o principal músculo designado a realizar a estabilização corporal, antes observando a óptica de novas e várias pesquisas. Os grandes responsáveis pela manutenção tônica da coluna e da articulação sacroilíaca são o transverso do abdome associado com a cadeia estática posterior (praticamente toda musculatura posterior do tronco é possuidora de potentes fáscias musculares), somado às fibras mais ou menos horizontais e também tônicas dos músculos do assoalho pélvico.

Junto a toda sua rede de tecido conjuntivo (fáscias) a atividade de sustentação do músculo transverso, sendo um músculo tônico, é constante e responsável pela diminuição do diâmetro do abdome, pois a disposição de suas fibras é horizontal.

Não podemos deixar de citar que a coluna lombar não possui nenhum músculo eretor, portanto o transverso do abdome, junto com o diafragma, o *multifidus* e os músculos do assoalho pélvico são os grandes responsáveis pela manutenção tônica postural.

Além das pressões hidropneumáticas oferecidas pelas vísceras, o *multifidus* é o grande responsável pela proteção das vértebras durante todos os movimentos realizados pela coluna. A dor referida pelo portador de lombalgia nos processos espinhosos é invariavelmente confundida, pois é o *multifidus* que já estará álgico e atrofiado logo no primeiro episódio de dor lombar.

Os músculos do assoalho pélvico são responsáveis pela sustentação e amortecimento das vísceras e fecham o *powerhouse*, tendo como sua principal função manter a pelve em fechamento, ou seja, não permitir a horizontalização do sacro.

Na articulação lombossacral, o corpo e o disco de L5 são mais altos na região anterior e a base do sacro possui discreta inclinação anterior. Quando na posição estática, a força gravitacional se divide em duas na quinta vértebra lombar, uma descendente pelo corpo vertebral em direção ao solo e a outra se aplica anteriormente sobre a base do sacro, então quanto mais horizontalizado encontrar-se o sacro essa força pode estar aumentada em muitas vezes, tracionando a lombar anteriormente.

Já quando trazemos a lei de Pascal para o saco visceral, o conteúdo são as vísceras, banhadas de líquido, fechadas hermeticamente pelo peritônio. A essa pressão damos o nome de pressão intra-abdominal (PIA). Quando por qualquer disfunção, seja visceral, seja postural, a pressão aumenta dentro do peritônio, teremos um aumento da PIA.

Pressão intra-abdominal

Aqui devo lembrar que o aumento da pressão intra-abdominal é importante para a estabilização da coluna vertebral (teoria descrita por Paul Hodges). Porém, se esse aumento for mantido, o indivíduo perderá a eficácia da contração dos músculos extensores profundos do tronco, gerando uma estratégia de compensação para manter a estabilidade, que nesse caso específico será realizada pelos músculos superficiais.

O pesquisador egípcio Shaffik, em suas pesquisas, observou que a pressão intra-abdominal também possui estreita relação com a pressão do fechamento do esfíncter gastresofágico (reflexo de esforço gastresofágico). Nessa mesma pesquisa, ele observou que o aumento da pressão intra-abdominal transitória aumenta a eficácia e a competência desse reflexo. Porém, se esse aumento da pressão intra-abdominal for crônico, o diafragma crural entende esse estímulo excessivo. Ele o interpretará de forma paradoxal, ou seja, o diafragma se relaxará em consequência do esforço.

Isso mostra que o aumento da pressão intra-abdominal transitório não é maléfico. Ela pode ser aumentada em até 30mmHg durante alguns segundos de esforço sem nenhum dano ao indivíduo, com exceção dos hipertensos. Porém, se esse aumento da pressão intra-abdominal se tornar crônico, o diafragma crural perde sua função, passando a se relaxar.

O diafragma crural tem ritmo respiratório. Ou seja, age em sincronia respiratória, porém não é um músculo respiratório, mas o diafragma crural possui atividade eletromiográfica de repouso. Ou seja, o músculo diafragma crural tem atividade tônica de base, contribuindo na barreira gastresofágica, tendo sua maior atividade elétrica na fase expiratória.

Durante uma atividade física ocorre o aumento da atividade elétrica do diafragma crural, somado à elevação da pressão manométrica da barreira gastresofágica em sincronia. Portanto, a função do diafragma crural é realizar o fechamento da barreira gastresofágica. Seu objetivo é evitar o refluxo durante a atividade física.

Contudo, o esforço prolongado leva à ineficácia do reflexo de esforço gastresofágico. Também ocorre declínio da ativação do diafragma crural, pois o diafragma crural é um músculo esquelético de fibras estriadas. Portanto, ele se fadiga diante do esforço mantido por longo período.

O diafragma crural tem função de aproximadamente 44% de atuação na barreira gastresofágica. Esse dado é de extrema importância, pois existem publicações comprovando que indivíduos que fazem Ioga, Pilates, ou exercícios respiratórios melhoram a funcionalidade do músculo diafragma. Também tem sido observada melhora da barreira gastresofágica em aproximadamente 45%, desde que os exercícios respiratórios não exijam a contração do *powerhouse*. Já sabemos que a exigência constante do *powerhouse* aumentará a pressão intra-abdominal.

A variação da pressão intra-abdominal é um mecanismo ao qual nosso corpo recorre de forma automática, para assegurar diversas funções: respiração, postura, estabilidade do tronco e da cintura pélvica, mobilidade visceral, retorno venoso, barreira antirrefluxo, mas também se faz importante durante tosse, riso, choro, fala, canto, micção, defecação, parto, vômitos, entre outras.

Tudo isso se faz por intermédio do aumento da pressão abdominal que no momento certo produz a força necessária para que essas funções ocorram.

Quem trabalha com postura e exercício físico, mas também com fonação (fala, canto e respiração), não pode desconhecer os mecanismos que regem as variações da pressão intra-abdominal, porque são esses mecanismos que vão ser utilizados nas atividades e se não os conhecer pode acabar usando-os de forma errada, podendo prejudicar a saúde do aluno/paciente ou tornar menos eficaz seu trabalho.

O abdome é uma cavidade cheia e sua pressão interna depende da proporção entre o "recipiente" e seu conteúdo.

O "recipiente" são as paredes que formam a cavidade abdominal: anteriormente, posteriormente, superiormente e inferiormente.

O conteúdo é representado pelas vísceras abdominais, seus vasos sanguíneos, linfáticos, ductos, nervos e estruturas neurológicas (gânglios) que servem as vísceras.

Como o abdome é uma cavidade fechada, não podendo as vísceras saírem dele, qualquer variação no volume do "recipiente", sem variação do conteúdo, faz a pressão interna mudar.

Da mesma forma, no corpo humano, se os músculos abdominais que constituem as paredes laterais da cavidade abdominal se contraem, reduzindo o espaço ao redor dela, caso as outras paredes não se acomodarem, cedendo (por exemplo, se o diafragma não subir, aumentando o volume da cavidade em direção cefálica), a pressão interna vai aumentar. O diafragma mecanicamente desce durante a inspiração e sobe durante a expiração. Na fase expiratória, o ar sai dos pulmões, que reduzem seu volume, mas, se fechamos a glote e não deixamos o ar sair, os pulmões não podem ser esvaziados e o diafragma não vai ter espaço para subir; se, em conjunto, efetuamos contração abdominal, reduzimos o espaço interno produzindo aumento da pressão.

Da mesma forma, se fechamos a glote e acionamos os músculos inspiratórios, levantando as costelas e abrindo a caixa do tórax, criamos um efeito de aspiração, que puxa as vísceras em direção cefálica.

Toda contração muscular que comprime a cavidade abdominal produz aumento da pressão interna, o qual será útil ao nosso corpo para desenvolver diversas funções:

- **Respiração** – quando acionamos o diafragma para inspirar, o centro frênico se abaixa e encontra a massa visceral que freia sua descida, isto é favorecido pela contração simultânea do transverso abdominal e do assoalho pélvico, que seguram a massa visceral, oferecendo um contra apoio ao centro frênico. Essa ação, mediada pelo aumento da pressão intra-abdominal, empurra as fibras mais externas do diafragma, as costais, contra a caixa do tórax, gerando a alavanca que permite o movimento em alça de balde que levanta as costelas. Sem esse contato das fibras diafragmáticas com as costelas (chamado de área de aposição), o diafragma não conseguiria levantar as costelas, apenas poderia puxá-las medialmente, e para respirar seria necessário usar os acessórios da respiração, atuando assim uma respiração torácica.

- **Postura** – Hodges et al. demonstraram, em 1997, que, sempre que efetuamos um movimento que desafia a estabilidade da coluna vertebral, nosso corpo se prepara antecipadamente, atuando 20 milissegundos antes, ativando uma contração do diafragma e do transverso abdominal, que aumentam a pressão intra-abdominal. Ainda, Hodges e outros, em 2005, evidenciaram que existe relação linear direta entre o aumento da pressão e a rigidez da coluna vertebral. A contração dos músculos que aumentam a PIA produz uma alavanca flexora que, por sua vez, é pré-compensada pela ativação dos músculos eretores da coluna vertebral, os quais geram nessa uma alavanca extensora, esta última apertando posteriormente as facetas articulares. Essa combinação de forças flexoras e extensoras operadas na coluna é, portanto, um fator que favorece sua estabilidade, por meio da compressão vertebral. Quando o aumento da pressão abdominal se torna crônico, as estruturas vertebrais são submetidas a uma compressão permanente que acaba comprometendo sua integridade.

- **Mobilidade visceral** – o pistão diafragmático, com a pressão gerada durante sua descida no ato inspiratório, produz movimentos das vísceras abdominais que ocorrem em sentido craniocaudal. Segundo a abordagem osteopática, esses movimentos seriam necessários para garantir proteção mecânica às vísceras e favorecer as drenagens venosa e linfática. A medicina convencional ainda não deu uma explicação oficial sobre qual seria a função da mobilidade visceral, mas os médicos estão cientes de que sua falta, que ocorre, por exemplo, no caso das aderências peritoneais, está associada a diversas doenças.

- **Mecanismo antirrefluxo** – a contração do diafragma crural aumenta a pressão manométrica, medida ao nível da junção gastresofágica: durante a inspiração, a tosse e o esforço, e durante a força, o fechamento cardíaco aumenta e isso parece estar diretamente relacionado com o aumento da pressão abdominal. Todavia, a pressão abdominal cronicamente aumentada parece inverter esse efeito, diminuindo a força de contração do diafragma crural ou até provocando um efeito paradoxal de seu relaxamento, em vez de sua contração, em resposta a um esforço abdominal.

Os músculos que asseguram e controlam a variação da pressão intra-abdominal, além dos músculos abdominais (reto abdominal, oblíquos externo e interno e transverso abdominal), outros músculos agem sobre a PIA, aumentando-a com sua contração, entre eles o assoalho pélvico, cuja contração está sempre associada à respiração, à postura, e o transverso abdominal.

Todavia, em meta-análise que envolveu mais de 300 pesquisas, G. Finet e C. Williame, criadores do *Método das Colunas de Pressão*, evidenciaram que existe uma atividade muscular sinérgica e pré-programada ao nível do córtex cerebral, que faz uma série de músculos se contraírem em conjunto toda vez que é preciso aumentar a pressão intra-abdominal para permitir a respiração e/ou desenvolver tarefas de estabilização postural.

Na base das evidências encontradas por meio dessa revisão sistemática, foi construído um modelo de funcionamento posturor-respiratório, segundo o qual, sempre que respiramos ou efetuamos tarefas que desafiam a estabilidade da coluna vertebral, uma série de músculos seria ativada em conjunto, gerando o aumento da pressão abdominal necessário para realizar a respiração e a estabilização postural. Entre esses músculos, além do diafragma torácico, do transverso abdominal e do assoalho pélvico que já foram citados, estão os intercostais, os escalenos o esternocleidomastóideo e o trapézio.

Vai assim se definindo uma *série muscular* que trabalha em sinergia no controle da postura e na respiração e que age aumentando a pressão abdominal.

É necessário ressaltar que os músculos acima citados não são evidentemente os únicos que agem na respiração, assim como não são os únicos que intervêm na postura. O que os caracteriza é o fato de eles trabalharem em sinergia, o que aparentemente parece tornar impossível a contração isolada de um deles, ou seja, sempre que um desses músculos entra em contração, os outros também estarão ativados.

Existiria, portanto, um mecanismo de transmissão de tensão e ter dois vetores pressóricos diafragmáticos assimétricos, em vez de um único vetor que age indistintamente sobre todas as vísceras. Esse vetor serviria para garantir uma ação equilibrada de dissipação das pressões produzidas pelo diafragma durante sua descida, de forma a não esmagar as vísceras, seus vasos e nervos, mas sim de permitir proteção dinâmica e drenagens venosa e linfática adequadas.

Sobre este tema é necessário ser exato: a pressão intra-abdominal, quando aumenta acima de certos valores, pode provocar falência de órgãos e falecimento, portanto é preciso ser extremamente rígido quanto às medições.

As indicações de alguns autores de que a pressão intra-abdominal normal em posição em pé seria de 25mmHg, e que uma síndrome hiperpressiva corresponderia a uma pressão abdominal igual ou superior a 30mmHg em condição de esforço moderado (levantar a cabeça em posição deitada) (Caufriez 2010) devem ser tomadas com certo cuidado, já que a medida nesse caso foi feita por manometria anorretal, um método considerado ineficaz pela comunidade científica, sendo atualmente a manometria intravesical a modalidade considerada mais eficaz.

Para De Keulenaer e outros, a cavidade abdominal seria um sistema hidráulico, cuja pressão normal varia de 5 a 7mmHg, enquanto em condições crônicas de morbidade, estaria entre 10 e 14mmHg. Segundo a Sociedade Mundial de Estudos sobre a hipertensão e a síndrome compartimental abdominal, acima de 12mmHg indica hipertensão abdominal, e acima de 20mmHg, síndrome compartimental abdominal. Outras pesquisas apontam que acima de 10mmHg o indivíduo estaria em condição patológica com efeitos negativos em diversos órgãos intra e extra-abdominais, inclusive no sistema nervoso central. Todos estão de acordo que acima de 20mmHg a pressão intra-abdominal pode ser fatal.

A elevação crônica da pressão abdominal reduz a perfusão celular, provoca estresse oxidativo, aumenta os fatores inflamatórios, favorece a transmigração bacteriana com aumento de concentração sanguínea de endotoxinas. Estudos feitos em animais mostram que existe correlação positiva entre o valor pressórico e tais efeitos, todavia o fator temporal resultou determinante, não sendo necessário aumento importante do valor basal da pressão intra-abdominal, mas sendo sua duração a variável que mais impacta negativamente a homeostasia.

O'Sullivan e Bagge demonstraram em duas diferentes pesquisas que pessoas com dor crônica na articulação sacroilíaca, quando realizam a flexão ativa do quadril em decúbito dorsal, manifestam aumento do valor basal da pressão abdominal acima do normal, mas apenas quando flexionam o quadril do lado da dor. Esse aumento da pressão abdominal está associado à modificação da mecânica respiratória, com redução da frequência e diminuição do volume ventilatório, translocação diafragmática em direção cefálica, descida dos órgãos pélvicos abaixo da linha púbis-cóccix e modificação da modalidade de contração dos músculos escalenos que, de fásica, passa a ser tônica.

Nós profissionais do movimento precisamos dominar as questões pressóricas, já que não é infrequente encontrar pessoas com aumento crônico da pressão abdominal, o qual pode ter sua origem em vários fatores, como aderências peritoneais e problemas musculoesqueléticos, mas também outros, como, por exemplo, transtornos vestibulares, ativação de mecanorreceptores musculotendíneos, déficits do córtex cerebral e demais problemas, já que a série muscular que controla as pressões intracavitárias pode ser ativada por inúmeras variáveis.

Toda atividade que se concentra na estabilização postural é baseada no controle do Core ou, segundo terminologia mais recente, do Power House, e isso se faz por intermédio da contração dos músculos que aumentam a pressão abdominal.

Aplicar certos exercícios em pessoas com pressão basicamente já aumentada pode levar a uma cascata de eventos que, conforme comentado até agora, pode resumir-se em: compressão crônica da coluna vertebral e dos seus elementos articulares, perda da função da barreira antirrefluxo gastresofágico, ptose visceral, incontinências urinária e fecal, redução da perfusão sanguínea das vísceras intra e extra-abdominais e também do sistema nervoso central, transmigração de bactérias intra-abdominais para outras regiões do corpo e aumento da concentração de endotoxinas bacterianas no sangue, aumento dos fatores inflamatórios e tantos outros.

CAPÍTULO **4**

Músculos abdominais *versus* músculos do assoalho pélvico

Alguns autores identificaram aumento da atividade eletroneuromiográfica dos músculos abdominais durante a contração do assoalho pélvico, sem que fosse observada qualquer contração da musculatura abdominal. Existe entre eles uma ação de sincronia, isto é, a contração recíproca do músculo pubococcígeo estabilizando e mantendo o colo vesical na posição retropúbica, facilitando a igualdade das pressões transmitidas da cavidade abdominal ao colo vesical e uretra proximal, mantendo a continência urinária.

A atividade sinérgica entre os músculos do assoalho pélvico e os abdominais possibilita o desenvolvimento de uma pressão de fechamento adequada e importante para manter a continência urinária e fecal e de forma coordenada para aumentar a pressão no abdome e fornece o suporte aos órgãos pélvicos. Alguns estudos demonstram que, durante a contração voluntária dos músculos do assoalho pélvico, ocorre coativação dos músculos transversos abdominais, oblíquo interno, oblíquo externo e reto abdominal, ocasionando aumento da pressão esfincteriana.

Estudo realizado a respeito da sinergia abdominopélvica mostra que aumentos repentinos na pressão intra-abdominal levam à rápida atividade reflexa dos músculos do assoalho pélvico (reflexo guardião). Deve-se considerar, no entanto, que "o aumento repentino da pressão intra-abdominal", se causada por manobra intrínseca (tosse, por exemplo), inclui a ativação via retroalimentação da musculatura do assoalho pélvico como parte de um complexo padrão de ativação muscular. Acredita-se que a tosse e o espirro são gerados por um padrão individual dentro do tronco cerebral e, assim, a ativação dos músculos do assoalho pélvico é uma coativação prévia, e não primária a uma reação "reflexa" ao aumento da pressão intra-abdominal. Porém, além disso, pode haver resposta reflexa adicional dos músculos do assoalho pélvico em relação ao aumento da pressão abdominal devido à distensão dos fusos musculares dentro dessa musculatura (reflexo miotático). Outros autores também afirmaram que o aumento da pressão de fechamento da uretra e do ânus ocorre imediatamente antes da elevação da pressão intra-abdominal. Nos eventos de tossir e espirrar, o diafragma, os músculos abdominais e o assoalho pélvico são ativados de forma pré-programada pelo sistema nervoso central.

Músculos abdominais *versus* músculos do assoalho pélvico

Esse fato parece sugerir que a ativação dos músculos do períneo não acontece em resposta ao aumento da pressão intra-abdominal, sendo antes produzida por mecanismos nervosos centrais que podem ser eventualmente regulados pela vontade.

Algumas investigações demonstraram que a contração automática dos músculos do assoalho pélvico nas mulheres continentes é precedida ao aumento da pressão intra-abdominal. A contração prévia desses músculos antes do aumento intra-abdominal indica que essa resposta é pré-programada. A atividade antecipada não pode ser de uma resposta reflexa a uma entrada aferente, resultante do aumento da pressão abdominal.

Vários artigos abordaram sobre o comportamento dos músculos do assoalho no esforço de tosse, tanto em mulheres continentes quanto em incontinentes, sugerindo que nas incontinentes o padrão de recrutamento sinérgico se processava de forma diferente em relação à intensidade de ativação dos músculos.

A ativação dos músculos perineais é essencial para manter a continência quando a pressão intra-abdominal aumenta devido à contração dos músculos abdominais, relatando que os músculos perineais contribuem para a continência urinária, por meio do incremento da pressão de fechamento uretral e da manutenção da posição do colo vesical, fornecidos pela sua contração. Em estudo onde as contrações foram feitas sem nenhum movimento da coluna lombar, pelve ou caixa torácica, os autores observaram que existe recrutamento dos músculos abdominais quando se realizava contração do assoalho pélvico.

Os músculos abdominais têm papel significativo na atividade respiratória, principalmente durante a fase expiratória; isso pôde ser observado por meio da eletroneuromiografia, em que se obtém o aumento da atividade elétrica desses músculos durante a expiração e declínio durante a inspiração, sendo os músculos abdominais tônicos na fase inspiratória e fásico no momento da expiração. Diante dos resultados obtidos sobre a resposta sinérgica abdominopélvica, observa-se que tanto a atividade perineal quanto a abdominal são influenciáveis pelo padrão respiratório imposto. Assim, a manobra que demonstrou melhor estimular tal ação sinérgica foi a execução da expiração, e aquela que mostrou praticamente nenhuma resposta sinérgica entre os grupos musculares estudados, a inspiração.

Segundo o artigo *The myth of core stability* (O mito da estabilização do tronco), publicado na 14ª edição do *Journal of Bodywork & Movement Therapies*, em 2010, páginas 84-98, o autor, Eyal Lederman, relata que o transverso do abdome tem várias funções na postura ereta, a estabilidade é uma, mas está em sinergia com os outros músculos da parede abdominal. Ele atua no controle da pressão da cavidade abdominal para as funções de fonação, respiração, defecação, vômitos etc. Ele também forma a parede posterior do canal inguinal atuando como válvula e impedindo a herniação das vísceras por esse canal.

Em alguns casos, encontramos músculos abdominais incompetentes, com seu funcionamento inibido. Mas isso não ocorre simplesmente pela falta de uso desses músculos, e sim devido a uma estratégia inteligente de proteção do corpo diante do aumento da pressão intra-abdominal. Um indivíduo que possui hábitos alimentares errôneos, por exemplo, pode gerar excesso de gases, pelo excesso de fermentação dos alimentos, ou ainda pelo fato de a fermentação estar sendo feita no local errado, o que gerará abdome globoso (distendido) que prejudicará o sistema musculoesquelético perante o movimento, pois os músculos estarão distendidos, fora de sua curva normal de comprimento e tensão. Esses músculos se relaxarão, lembrando aqui que as vísceras têm prioridade, logo o transverso do abdome vai encontrar-se distendido, pois o corpo precisa abrir espaço nessa cavidade. Qualquer pressão exercida nessa região seria antifisiológica, aumentaria a dor, pois algumas vísceras não suportam pressão, e no caso de os músculos não sacrificarem o seu funcionamento a favor das vísceras, caso contrário, iria contra o mecanismo de conforto do corpo.

Por outra óptica, um músculo também pode perder sua função por estar fraco por excesso de trabalho (fadigado). Quando se mantém em estado de contração constante, diminui sua oferta sanguínea, levando ao aumento do depósito de colágeno, fazendo com que suas fibras sofram um processo de toxemia e sejam substituídas por estruturas fibrosas. Dessa maneira, o músculo perde sua capacidade elástica de contrair e relaxar e modifica seu coeficiente de comprimento-tensão, comprometendo sua função.

Portanto, uma contração errada e repetida do assoalho pélvico pode resultar na fadiga desse músculo, constituído por predominância de fibras do tipo I, ocasionando perda da sua capacidade funcional. Já uma contração errada do transverso do abdome resulta na contração da musculatura superficial, na falta de estabilização da lombar, juntamente com a protrusão abdominal, tudo isso favorece o aparecimento de incontinência urinária, conhecidas como fugas, hemorroidas, refluxos, hérnias abdominais e vertebrais, pelo excessivo aumento da pressão abdominal.

Como vimos, ainda existem muitos questionamentos a serem feitos sobre as propostas de estabilização do tronco. Um fator extremamente importante, não considerado por tais propostas, é a avaliação da pressão abdominal. Solicitar contrações mantidas a pacientes/alunos que já possuam pressão intracavitária elevada pode ser muito perigoso. Essa elevação acentuada da pressão intra-abdominal pode gerar um efeito compressivo sobre os feixes vasculonervosos, prejudicando o funcionamento de todo o sistema visceral. O excesso de pressão também se dá sobre o assoalho pélvico, fato que, em longo prazo, pode facilitar a instalação de mecanismos de fuga se a respiração solicitada durante o Pilates for errônea e seu paciente empurrar as vísceras para baixo enquanto contrai o abdome, favorecendo a instalação do esquema descrito.

CAPÍTULO **5**

Powerhouse

Visão de novos autores sobre o *powerhouse*

Alguns autores dizem com autoridade que a teoria de Paul Hodges caiu por terra, todo esse raciocínio vem da linha osteopática, que defronta o Pilates de forma ferrenha por aumentar durante o acionamento do *powerhouse* a pressão intracavitária que já possui suas forças intracavitárias centrípetas ou centrífugas, dadas pelas próprias vísceras, afirmando que a respiração proposta pelo método é hiperpressórica. Caso resolvamos fortalecer os músculos do *powerhouse*, sem a clareza necessária, estaremos aumentando a pressão intra-abdominal, gerando até o aumento da dor lombar, conforme elucidado no capítulo anterior.

O *powerhouse* ou casa de força é formado por grupos musculares com predominância de fibras de contração lenta, logo a melhor solicitação é a contração suave e de longa duração, precedida pelo trabalho de ganho de mobilidade e conscientização de bom posicionamento corporal, sobretudo pélvico. É auxiliado por uma força de suspensão visceral, de forma a não aumentar a pressão intra-abdominal. Mas como solicitar expiração com fechamento das costelas e acionamento de toda cadeia cinética de fechamento do tronco sem aumentar a pressão intra-abdominal, essa questão foi meu objeto de estudo durante longos anos, não para desmoralizar o método que acredito ser até hoje o melhor já criado. Simplesmente para melhorá-lo, em minha busca incansável, tive o privilégio de ouvir de Kathy Corey que Joseph Pilates nunca pronunciou a palavra *powerhouse*, a teoria da estabilização segmentar surgiu de Paul Hodges, o que tornou o método Pilates hiperpressórico.

Em minha busca, para solucionar essa questão, encontrei a ginástica hipopressiva ou o método abdominal hipopressivo, que viraram febre na Europa, após serem rebuscados e reinventados de uma técnica milenar chamada ioga pela professora e Dra. Yoga Bernadette de Gasquet. As técnicas hipopressivas englobam posturas e movimentos que visam à diminuição da pressão nas cavidades torácica, abdominal e pélvica.

Durante seus estudos, Gasquet descreveu exercícios hipopressivos com sequências cronológicas rítmicas de exercícios posturais que provocam a normalização da pressão intra-abdominal (PIA) em uma série de ativação automática de neurodivergências dos músculos do períneo e da faixa abdominal, normalização das tensões dos músculos respiratórios, relaxamento simultâneo de grupos musculares antigravitacionais hipertônicos e estimulação do sistema neurovegetativo simpático. Parece-me perfeito! Era o que procurava para normalizar as pressões intra-abdominais após minha aula de Pilates.

Porém aqui devo acrescentar que Joseph Pilates nunca falou sobre *powerhouse*. A primeira a usar esse termo foi Romana Kryzanowska, sua discípula direta, mas quero que entendam que a estabilização segmentar não existe na proposta clássica de Joseph Pilates, a força de centro na qual ele se referia era uma força que partisse do centro corporal da pessoa, que nossos alunos fossem capazes de, extremamente concentrados, entender a essência do método, que pede a compreensão corporal, partindo do centro do seu corpo.

Corroborando Stuart, Mc Guill (biomecanicista da Universidade de Waterloo) afirma não existir um músculo comprovado capaz de estabilizar o tronco.

E o próprio Paul Hodges afirma atualmente que a força do núcleo envolve todos os músculos do tronco, que devem funcionar com sinfonia muito bem afinada. E que sua proposta de estabilização foi mal interpretada, gerando troncos rígidos, indo contra os princípios de tudo que objetivamos durante a prática do Pilates, que é movimento.

Por tudo que a ciência vem demonstrando, há algum tempo não solicito mais nenhum tipo de contração do *powerhouse*, tampouco uma respiração profunda, segundo Kathy Corey, em que você precisa da respiração e lá estará fisiologicamente, o que solicito durante a respiração estará descrito no capítulo específico sobre a respiração, mais adiante.

CAPÍTULO **6**

Músculos do abdome

Reto abdominal

Os músculos retos abdominais são dois e localizam-se na frente do tronco, compõem a camada muscular superficial dos músculos abdominais. Suas fibras são predominantemente do tipo I, porém entrecortadas por áreas não contráteis fasciais.

O músculo reto abdominal está recoberto por uma bainha, a bainha do reto do abdome. Essa bainha mantém o músculo em sua posição e é formada pelas fáscias dos músculos oblíquo externo, oblíquo interno e transverso do abdome.

O músculo reto abdominal é longo e aplanado, recobre toda a face anterior do abdome. Ele é intercedido por faixas fibrotendinosas chamadas interseções tendíneas. Os números dessas interseções variam de pessoa para pessoa.

Origem: da 5ª à 7ª cartilagens costais, processo xifoide e ligamento costoxifoide.

Inserção: púbis e sínfise púbica.

Inervação: sete últimos nervos intercostais.

Ação: flexão do tronco, comprime o abdome e auxilia a expiração forçada.

Os retos abdominais são os responsáveis pelo enrolamento da unidade tronco, elevando o púbis em direção ao umbigo e abaixando o esterno em direção ao umbigo, também, o que nos parece ser uma zona de convergências de forças importantes. Com esse enrolamento indiretamente mobilizaremos a coluna vertebral de forma cifótica em sua região torácica baixa e retificadora na região lombar. O excesso de tensão nos retos abdominais, que participam da cadeia de flexão do tronco, podem, por falta de flexibilidade, ser importante músculo inibitório do movimento de extensão do tronco.

Ao contrair-se, o reto abdominal empurra as vísceras abdominais para dentro, aumentando a pressão intracavitária, quando competente.

Músculos largos

CAPÍTULO 6

São chamados de músculos largos aqueles que se encontram nas laterais do tronco e em sua forma estão em oposição ao longilíneo reto abdominal.

São três músculos largos que estão dispostos em camadas e são eles:

1. Transverso abdominal.
2. Oblíquo interno.
3. Oblíquo externo.

Todos os músculos largos são envolvidos por duas fáscias, ao todo seis fáscias, três para cada músculo, elas saem unidas e em seguida são redistribuídas para envolver o reto abdominal, unindo-se novamente na linha alba. Essa distribuição é bem complexa.

Nos dois terços superiores do abdome, as aponeuroses que passam à frente do reto são: as duas fáscias do oblíquo externo e a fáscia superficial do oblíquo interno. E as fáscias que passam posteriormente ao reto do abdome são: as duas do transverso e a profunda do oblíquo interno.

Já no terço inferior do abdome todas as fáscias dos músculos largos estão situadas à frente do reto do abdome.

Essa disposição fascial não se dá por acaso. Na parte infraumbilical (terço inferior do abdome) temos a influência da convergência de forças da contração do músculo diafragmático, que é para baixo e para a frente. A contração do diafragma traciona os órgãos da pelve menor à frente, e as fáscias fornecem maior proteção aos órgãos e vísceras do peritônio a essa variação constante da pressão realizada pela respiração. Logo fica fácil entendermos esse reforço fascial à frente dos retos abdominais e acreditarmos que a lordose lombar pode ser um meio de proteção dos órgãos da pelve menor e as constantes diferenças de pressão respiratória.

Já nos dois terços superiores ou região supraumbilical não temos esse reforço fascial tão potente, o que torna a linha alba mais frouxa, facilitando o aparecimento de diástases. Essa frouxidão é

A Ciência do Pilates

importante para o conforto das vísceras, como vimos na região infraumbilical, e bem reforçada, a fim de proteger os órgãos da pelve menor das diferenças de pressões abdominais, empurrando as vísceras para baixo. Então as vísceras, que são prioridades, encontram nessa folga supraumbilical o conforto de acordo com suas necessidades e as variações pressóricas. Portanto, as diástases não são fraquezas dos músculos da parede abdominal, mas sim uma adaptação corporal importante ante as variações pressóricas.

Transverso abdominal

É o músculo mais profundo entre todos os músculos largos, tem sua origem na crista ilíaca, fáscia toracolombar e dois terços laterais do ligamento inguinal. Sua inserção nas bordas inferiores das últimas três costelas e linha alba estende-se inferiormente sobre o ligamento inguinal acompanhando a prega inguinal.

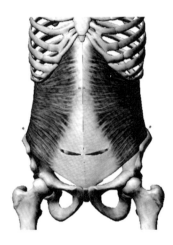

FIGURA 6.1 Músculo transverso abdominal.

Como vimos na figura 6.1, o transverso é cortado pela frente pela potente linha alba, e por trás, pela fáscia toracolombar, logo acredito em sua interdependência (o periódico JOSPT já fala sobre essa interdependência há cerca de 10 anos) e ainda na existência de dois músculos transversos: o direito e o esquerdo. Portanto, discordo do comando de levar o umbigo para a coluna, pois isso só seria capaz com a colaboração dos retos abdominais, pois o transverso não realiza esse movimento, não há fibras musculares do transverso à frente do umbigo e, além disso, há um engano sobre sua contração. Observemos bem a figura 6.1 em suas linhas de tração, origem e inserção, analisemos agora uma contração concêntrica desses músculos. O transverso é um dos músculos abdominais que menos atua sobre o esqueleto, tendo em sua ação principal questões viscerais: fonação, vômitos, tosse, espirro, entre outras. Esse músculo tem atuação importante sobre as vísceras, pois quando se contrai diminui o diâmetro da cintura, podendo aumentar consideravelmente a pressão intra-abdominal, e somada a esse aumento e pressão a ação gravitacional acaba por empurrar as vísceras para baixo. As linhas inferiores do transverso, ao se contrair, reforçam a borda do ligamento inguinal, também conhecido como ligamento de Poupart, é a parte inferior e tendínea da aponeurose do músculo oblíquo externo do abdome. Esse ligamento estende-se da espinha ilíaca anterossuperior até o tubérculo púbico. Sua margem livre, ou terço medial, denominada arco inguinal superficial, reforça a contenção da parte inferior do abdome, ajudando, em consequência, na contenção visceral. Além disso, ele traz sua contração para a crista ilíaca de forma ascendente, formando assim uma cintura fininha na altura de suas fibras médias, que são horizontais, mas não nas fibras inferiores. Suas fibras superiores apresentam um direcionamento dado para baixo e para fora, sendo responsáveis pelo sutil fechamento das costelas. Logo o comando que sugiro a ser dado, diante de todos os autores e pesquisas atuais, sob a luz de pesquisas mecânicas recentes, é o da formação de uma cintura fininha, sem empurrarmos as vísceras para baixo.

Oblíquo interno

O oblíquo interno pertence à camada intermediária dos músculos largos e são dois: direito e esquerdo.

Origina-se na crista ilíaca, fáscia toracolombar e dois terços laterais do ligamento inguinal, e sua inserção, nas bordas inferiores das últimas três costelas e linha alba em sua ação: comprime, flete e rota o tronco para o mesmo lado; auxilia na expiração forçada.

Seu direcionamento de fibras predominantes do tipo I circunda a cintura, em direção para cima e de trás para a frente da pelve até as costelas. Sua ação mais potente está exatamente acima do umbigo e ao se contrair comprimirá as vísceras, além de reforçar a borda do ligamento inguinal, contribuindo para a contenção inferior do abdome.

Oblíquo externo

É um músculo amplo, plano e quadrangular. Mais extenso em sua parte ventral do que na parte dorsal. Recobre a face lateral do abdome com sua porção muscular e a face anterior com sua porção fascial. Origina-se: da 5ª à 12ª costelas (bordas inferiores), inserindo-se na crista ilíaca, ligamento inguinal e lâmina anterior da bainha do reto abdominal; suas fáscias se unem à linha alba. Em sua ação: comprime o abdome, flete e roda o tronco para o lado oposto, auxiliando também na expiração forçada. Além disso, os oblíquos externos são capazes de direcionar as vísceras de cima para baixo.

Todos esses músculos funcionam em conjunto que são denominados de faixa abdominal.

Ação dos músculos largos sobre a linha alba

São eles os responsáveis em sua contração simétrica pela diástase, pois tracionam a linha alba em sentidos opostos. A contração do transverso traciona a linha alba em direcionamento horizontal, por sua disposição de fibras. O oblíquo externo afasta a linha alba obliquamente em direção craniana. E o oblíquo interno atua na região infraumbilical, tracionando a linha alba em direcionamento caudal.

Os músculos retos do abdome, como são paralelos à linha alba em sua contração, não realizam a separação da linha alba, mas, por fazer parte da faixa abdominal, acabam por ser passivos à contração dos músculos citados acima, que os separa, gerando as diástases abdominais.

CAPÍTULO **7**

Movimento fundamental da coluna

Para o enrolamento do tronco, devemos lembrar que esse é realizado entre duas esferas: a cabeça e a pelve, portanto o movimento consiste em aproximá-las.

Os retos abdominais elevam o púbis e abaixam igualmente o esterno em direção ao umbigo. No momento do enrolamento do tronco, a cadeia flexora enrolará o tronco, que se flexionará sobre si mesmo, concentrando todo o volume visceral. A cadeia de extensão, ou posterior, encontrará o equilíbrio direcionando o movimento, além de armazenar energia cinética para o endireitamento do tronco. Ou seja, durante o enrolamento as cadeias musculares de flexão e extensão trabalham em conjunto, uma em concentricidade e outra em excentricidade.

Na unidade cervical, o enrolamento da cabeça se dá pela contração dos músculos supra e infra-hióideos que aproximarão o queixo do esterno.

A base da cabeça é esfenoidiana, portanto se prolonga para trás da coluna vertebral e à frente pelos ossos da face. Já a pelve também é uma abóbada invertida para o movimento de enrolamento e as duas esferas se aproximam, formando o eixo anterior: osso hioide, esterno e púbis, sendo intercalados por extensas massas musculares. Formando o pilar: hioesternoabdominal.

Durante o enrolamento da unidade cervical e do tronco, a esfera pélvica direciona o sacro e todo eixo vertebral posterior em direção até o processo odontoide. O disco intervertebral do sacro, até a segunda vértebra cervical, transforma-se em haste flexível. No enrolamento, essa haste é formada pela contração da cadeia muscular de flexão e controlada pelos músculos da cadeia de extensão que direcionam e coordenam o movimento, pois, olhando de frente, as duas cinturas laterais, direita e esquerda, quando o eixo anterior se encurta durante o enrolamento, aproximando a cabeça da pelve, devem ser simétricas.

No enrolamento, a cabeça bascula-se para a frente, mas, como as forças musculares desse movimento centram-se no osso hioide, enquanto há a báscula da cabeça ocorre concomitantemente a flexão cervical, aproximando a cabeça do esterno. O movimento segue a partir de todas as vértebras cervicais até a sexta vértebra dorsal, as primeiras costelas são deslocadas para trás e se posicionam de forma oblíqua para o alargamento do tórax, enquanto o esterno se desliza para baixo em direção à pelve.

Já na pelve observamos uma mecânica parecida na articulação sacroilíaca, pois, quando a pelve se enrola em direção à cabeça, o sacro também se move de forma anterior e superior. Essa contranutação se difundirá até a sexta vértebra dorsal também, ao passar por T12 (décima segunda vértebra torácica). As três últimas costelas serão tracionadas para trás e para baixo e, dessa forma, o tórax aumentará seu volume, aproximando o esterno e a pelve em direção ao umbigo.

Mas sem músculos não há movimento, então começaremos a discutir as ações musculares.

Nos enrolamentos da cervical participam todos os músculos situados acima do osso hioide, em seguida os músculos da face, mastigação, deglutição e músculos pré-vertebrais. Por exemplo, ao movermos a cabeça em flexão na intenção de começarmos um enrolamento, acionamos os hioides, porém se o masseter não estiver em contração nada acontecerá, além da boca se abrir.

A ação de enrolamento se iniciará pelos músculos infra-hióideos que tem como principal função fixar o osso hioide. O osso hioide é o principal dissipador das forças que partem da cabeça ou que sobem do esterno. Quando o movimento de enrolamento da cabeça se inicia por meio do atlas-áxis, os músculos infra-hióideos e os pré-vertebrais (constritor da faringe, estilofaríngeo, constritor médio da faringe e constritor inferior da faringe) se contraem. Então, o enrolamento da cabeça começa pelos músculos supra-hióideos, seguidos da contração dos infra-hióideos para gerar o movimento de enrolamento das colunas cervical e torácica. A ação desses músculos sobre a unidade da coluna cervical é muito importante e, portanto, deve ser bem coordenada (sem ação do esternocleidomastóideo, pois esse músculo faz parte das cadeias cruzadas, podendo gerar um padrão rotacional ao enrolamento), pois os músculos seguem gerando grande alavanca. Esse movimento é gerado pela ação dos pequenos e grandes retos da cabeça, seguido pelo longuíssimo do pescoço. A ação do longuíssimo do pescoço solicita então a contração dos escalenos para que possam tracionar as primeiras costelas para trás e para cima; concomitantemente o esterno é tracionado para baixo pela ação dos músculos abdominais de forma que todo o vetor anterior esteja tensionado.

Esse movimento das duas primeiras costelas, somado ao do esterno, é responsável por todo enrolamento torácico. Os intercostais profundos agem por solidariedade até as últimas costelas, porém só as costelas externas (até a terceira costela) serão movidas lateralmente, a partir da quarta costela serão direcionadas para trás, para baixo e para fora, movimentos esses realizados pelo oblíquo externo.

Já na orientação de enrolamento na unidade pélvica, os músculos responsáveis por essa ação são os perineais, que em suas fibras longitudinais se tornam prolongamento dos retos abdominais aproximando o ísquio do púbis, e em suas fibras transversas aproximam os ísquios, promovendo assim discreta abertura das asas ilíacas para o conforto de toda a massa visceral.

A ação do períneo empurra a plataforma do sacro para trás até aproximadamente a quinta vértebra lombar, proporcionando o enrolamento do púbis para cima e para dentro, acionando os músculos retos abdominais, que se contraem em direção ao umbigo, aproximando simultaneamente o púbis ao esterno.

Diante do exposto, devo chamar aqui a atenção de vocês leitores que os enrolamentos realizados no Pilates aumentam a PIA e que a série descrita por Joseph, se aplicada de forma completa, ou seja, nosso papel é quebrar a cinesiofobia existente em pacientes ou alunos para as extensões do tronco, só assim equilibraremos as alavancas de flexão e extensão de um corpo. Desde que apliquemos a série completa dos exercícios desenvolvidos pelo Sr. Pilates.

CAPÍTULO **8**

Conceito de estabilidade

A estabilidade, segundo a física mecânica, e logo adianto que, diante de todas as pesquisas apresentadas, Joseph Pilates foi muito feliz e genial ao criar seu método. O que fazemos até hoje, como proposto por Pilates, é a estabilização segmentar, o aumento da força de núcleo ou o fortalecimento do *powerhouse*, acreditando que quanto mais forte for o *powerhouse* mais estável estará a coluna vertebral gerando menos lesões. Pela física esse conceito não está errado, porém se encontra mal explicado, entendido, incompleto, pois confunde-se estabilidade com rigidez, ignorando-se a mobilidade.

Pela física, a energia potencial de um corpo, energia essa que pode ser armazenada nesse corpo e ser transformada em energia cinética (de movimento), se esse corpo estiver equilibrado. Essa energia potencial, essencialmente gravitacional, devido à força do peso, pode ser transformada pelos nossos tendões e músculos em energia cinética que gerará estabilidade para nosso corpo em movimento.

Estabilidade é igual rigidez vezes mobilidade, e se fortalecermos muito o *powehouse* teremos muita rigidez e menos mobilidade, perdendo assim a energia potencial elástica armazenada por nossos músculos e também o conceito e mobilidade fundamental para uma coluna vertebral equilibrada. Ao contrário, se formos muito móveis, também teremos um problema, perdemos estabilidade e também não conseguimos armazenar energia potencial elástica. Portanto, um corpo em equilíbrio deve ser capaz de transformar, de forma econômica, tanto na rigidez quanto na mobilidade, energia potencial em cinética para o movimento sem riscos de lesões. Então, baseada nos conceitos físicos, poso afirmar que o método Pilates é um exercício completo, pois trabalha tanto na mobilidade quanto na rigidez (estabilidade). As pesquisas recentes muito agregaram ao conceito estabilidade, e alguns ajustes já são aceitos pelo Pilates Clássico. E as pesquisas seguem, sugerindo somente um ajuste de menos força para a estabilidade segmentar para não gerar rigidez corporal e aumento da pressão intracavitária, desequilibrando, assim, todo o sistema.

CAPÍTULO **9**

Respiração: diferença entre pacientes hipercifóticos e retificados

Como vemos, o Pilates não é uma receita pronta, com comandos prontos, cada aluno deve ser analisado, bem avaliado, para traçarmos nossa estratégia de atendimento.

Segundo Joseph, a respiração solicitada durante os exercícios da Contrologia deve ser profunda, de forma capaz de oxigenar todos os átomos (células, termo mais bem encaixado à física) de seu corpo, e aqui eu acrescento a respiração tridimensional e com comandos diferentes para hipercifóticos e retificados. Joseph acreditava que a coluna deveria ser ereta para ser saudável, porém hoje sabemos que as curvaturas de nosso eixo central devem ser respeitadas para melhor distribuição de forças por toda a coluna vertebral.

O comando respiratório deve ser um para os pacientes retificados, para que eles levem o ar inalado às costas, e para os hipercifóticos outro, para que eles tentem levar o ar inalado ao peito.

Joseph dava muita ênfase para o ato respiratório, pois dizia ser o primeiro ato realizado ao nascermos e o último também, quando morremos, e ainda que muitas pessoas passavam uma vida inteira sem respirar direito. E insistia na respiração profunda, que expandisse o peito, e que depois na expiração fosse retirado do pulmão a última molécula (célula) de gás carbônico, como se estivéssemos espremendo o pulmão como uma toalha. Hoje a respiração continua sendo muito enfatizada na prática do Pilates, porém de forma mais sutil, respeitando o ritmo, a fluência e a sequência dos exercícios.

Em recente pesquisa em seu centro, o Dr. Jorge Vieira observou que somente a expiração forçada solicitada é capaz de aumentar a PIA a 44mmHg, portanto a expiração deve ser sutil, respeitando a fisiologia de cada paciente ou aluno.

Posicionamento da coluna

Joseph acreditava e buscava por uma coluna ereta. Os praticantes do Pilates Original ainda assim trabalham à luz de novas pesquisas. Sabemos que a retroversão (*imprint*) pode aumentar em inúmeras vezes a pressão sobre os discos intervertebrais, e os instrutores do Pilates do Clássico ao Contemporâneo, já há algum tempo, buscam a coluna neutra. Com o tempo, porém, percebemos que não faz muito sentido prescrevermos exercícios onde a pelve está neutra, colocando em sofrimento, na maioria das vezes, as colunas dorsal e cervical. Durante minhas aulas deixo bem claro aos alunos que começaremos a realizar os exercícios na pelve neutra ideal deles, ou seja, trabalho com eles no conforto, e este seria o neutro ideal para o aluno. A cada nova aula busco trazê-lo para o que seria o neutro ideal ditado pelo meu olhar profissional, relembrando, sem colocá-lo em sofrimento, evoluindo e realizando exercícios para atingir tal objetivo. Esse meu objetivo final é composto pensando em um aluno em decúbito dorsal bem alinhado: apoio da calota craniana no solo com a preservação da cervical lordótica neutra, a dorsal cifótica neutra também repousando sobre o solo, a lombar lordótica neutra, seguida pelo apoio sacral também no solo. Para o aluno isso significa ter a base do crânio, a coluna dorsal, as costelas flutuantes e a base do sacro no solo.

CAPÍTULO **10**

Biomecânica dos 34 exercícios do Mat Pilates

EXERCÍCIO 1 *Hundred*: todos os níveis

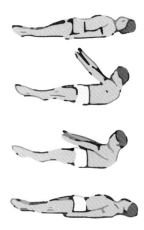

O *Hundred* é muito utilizado no início da aula para aquecimento. O paciente em decúbito dorsal começa a realizar o enrolamento da cabeça, os supra e infra-hióideos a flexionam, sendo que até 35 graus o movimento é somente da cabeça, e só acima de 35 graus é que se começa o enrolamento da coluna cervical (cuidado com o autocrescimento). Esse movimento de flexão da cabeça pode ser auxiliado pelo ECOM (muita atenção, para sua vocação rotatória) e pelos escalenos de forma excepcional, pois sua vocação é respiratória. O enrolamento segue-se vértebra por vértebra, até o apoio da coluna estar sobre a borda superior das escápulas, caso o paciente possua frouxidão ligamentar: nos cotovelos, solicitamos o acionamento do conjunto bíceps/tríceps para não sobrecarregar as articulações epicondilianas. Esses movimentos devem ser realizados concomitantemente com a flexão dos membros inferiores. Com 90 graus de flexão de joelhos ativos, movimento realizado pelos isquiotibiais e flexão de quadril, que será imposto pelo nível do aluno, quanto menos graus de flexão de quadril, mais difícil o exercício se torna pela ação do psoas, tracionando os discos intervertebrais anteriormente, tirando a pelve da posição neutra ideal. O aluno deve saber seu nível de dificuldade para o trabalho do abdome inferior, e é com o quadríceps que realiza também a extensão dos joelhos, aumentado os espaços dos flexores do quadril. Então solicito essa extensão com os pés em *V Position* para anular a força dos adutores e a linha adutora do psoas. Caso o paciente possua o valgismo dinâmico, solicito a correção que será dada pelo sartório, por sua linha de tração. Assim como no cotovelo, solicito a contração da dupla quadríceps e isquiotibiais, no caso de hiperextensão dos joelhos, já mandando a informação aferente para o sistema nervoso central do posicionamento correto das articulações citadas. Solicito ainda o afastamento das costelas inferiores das asas ilíacas, promovendo um alongamento excêntrico dos quadrados lombares e dos *multifidus*.

Nos ombros solicitamos 90 graus de flexão dos membros superiores. Só assim estaremos na posição inicial do exercício. Começamos então com a ativação da cintura escapular solicitando a flexão e a extensão dos ombros, para a flexão do deltoide em sua parte clavicular e do córaco até aproximadamente 60 graus, pois depois ele perde sua ação devido a seu posicionamento anatômico. Para a extensão estarão contraídos o deltoide em sua parte espinhal, grande dorsal, redondo maior, cabeça longa do bíceps e peitoral maior.

Em sua porção ligamentar e muscular, por ser um exercício puro de cadeia de flexão, todos os ligamentos da cadeia de extensão estarão sob tensão.

Observações mecânicas do *Hundred* – costumo brincar nos meus cursos que no dia que o psoas mandar em você estará morto, portanto, evitemos ao máximo a tração da pelve anteriormente que pode ser efetuada pelo psoas. Para evitar que isso ocorra, eleve ambos os membros inferiores (MMII) para diminuir a incidência da força gravitacional sobre eles, facilitando os exercícios. Muitas dúvidas ainda surgem durante a respiração a ser realizada durante o exercício. Cada ciclo inspiratório corresponde a 5 batidas vigorosas dos braços e para cada ciclo expiratório mais 5 batidas de braços. Com essa respiração peculiar Joseph acreditava em poder ajudar bastante pessoas com problemas respiratórios.

EXERCÍCIO 2 *Roll Up*: todos os níveis

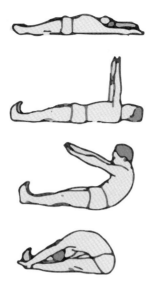

Exercício realizado para a mobilidade da coluna vertebral. Se feito corretamente, o comando verbal solicita o enrolamento de toda a coluna vertebral, com alguns detalhes. Os primeiros 35 graus de flexão de cabeça se dá sem a atuação da cervical, solicitando somente a flexão da cabeça realizada com os supra e infra-hióideos e leve contração do masseter para manter a boca fechada. A partir daí, o movimento segue vértebra por vértebra e o enrolamento se dá sentido cefálico. Caso o paciente possua frouxidão ligamentar de cotovelos, solicita-se o acionamento do conjunto bíceps/tríceps para não sobrecarregar as articulações epicondilianas. O mesmo é solicitado para os joelhos, a ativação do conjunto isquiotibiais/quadríceps para não sobrecarregar os ligamentos posteriores dos joelhos, já mandando uma informação aferente ao sistema nervoso central da propriocepção correta dessas duas articulações. Solicita-se ainda o afastamento das costelas inferiores das asas ilíacas, promovendo alongamento excêntrico dos quadrados lombares e *multifidus*, com muita observação para não haver linhas de quebra no movimento fundamental do tronco. Finalmente, com os pés flexionados, solicita-se o deslocamento dos calcanhares para a frente fechando a cadeia, para realizar o alongamento dos isquiotibiais e tríceps sural. Cuidado para não realizar o *imprint*.

Observações mecânicas do *Roll Up* – Joseph dizia que esse exercício era ideal para fortalecer o abdome e restaurar a coluna. Por ser um exercício potente para os músculos do abdome, pode ser adaptado, e o paciente começar com as pernas flexionadas. O importante é durante a fase final do exercício o aluno realizar um C profundo de toda coluna vertebral, colocando-a em forças diametralmente opostas (pés e braços no sentido cefálico e coluna lombar em sentido contrário) para que o alongamento lombar possa ser sentido.

EXERCÍCIO 3 *Roll Over*: nível avançado

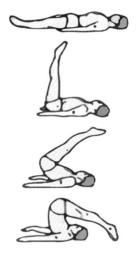

O movimento se inicia com a ação do quadríceps e do reto abdominal, além do potente psoas que, próximo de 60 graus, tracionará a pelve para uma anteversão, que não poderá ser permitida. Lembrar que o psoas quando acionado com a cadeia de flexão (CF) é um anteversor pélvico. O retorno do exercício é sempre mais difícil, uma vez que o aluno não conseguirá se manter estável no solo. Esse é um ótimo exercício de estabilização de pelve, pois trabalham em sincronismo músculos que tracionam a pelve e anteversão (psoas e quadríceps), retroversão (isquiotibiais), e ainda o glúteo que poderá mover o ilíaco em abertura. Se realizarmos o *Roll Over* com uma única perna, ativaremos também os oblíquos, responsável pelo fechamento do ilíaco, e não se esquecer de retornar vértebra a vértebra da coluna vertebral sem perder a pelve neutra ideal.

Observações mecânica do *Roll Over* – a proporção ideal da distribuição de peso durante a execução dos exercícios deve ser de 25% em cintura escapular, pescoço e cabeça, 50% entre as duas cinturas e 25% nos membros inferiores. Para termos certeza de não estarmos sobrecarregando a cervical do paciente, devemos solicitar, enquanto ele estiver na fase 4 do movimento, que retire a cabeça do solo. Caso não consiga, sua distribuição de peso estará incorreta. Não se esquecer de afastar as cristas ilíacas das últimas costelas ainda na fase 2 do movimento.

EXERCÍCIO 4   *One Leg Circles*: todos os níveis

Paciente em decúbito dorsal realiza discreta rotação externa da cabeça do fêmur dentro do acetábulo e afasta a cabeça do fêmur do

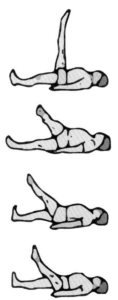

acetábulo. Para diminuir o impacto entre esses dois ossos e abrir os flexores do quadril, o instrutor solicita flexão do membro inferior unilateral com a ação do quadríceps, portanto abaixo de 60 graus, para evitar a ação do psoas, seguida de adução realizada pelos adutores. Pela linha de tração do músculo psoas, o membro inferior segue descrevendo um círculo no espaço, movimento realizado pelo tensor da fáscia lata e demais abdutores, exercitando assim todos os músculos dos membros inferiores e glúteos. Lembramos que a abdução em posição neutra não passa de 40 graus. A pelve deve estar bem estabilizada ao solo, pois nesse exercício utilizamos músculos de cinco cadeias musculares (flexão, extensão, abertura, fechamento e estática que regulam a tensão de todos os músculos com suas contrações em forma de rajadas). Lembremos ainda que a ação dos músculos do quadril é a responsável pela centragem da cabeça do fêmur sobre o acetábulo. Ótimo exercício para a estabilização pélvica.

Observações mecânicas – aumenta a estabilidade pélvica, fortalece e mobiliza os músculos dos membros inferiores e do quadril, mas, sobretudo, devolve ao paciente o entendimento dos movimentos da pelve, para que possa trazê-los sobretudo para a marcha.

EXERCÍCIO 5 *Rolling Back/Rolling Like a Ball*:
todos os níveis

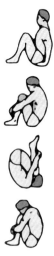

Objetivo – aquecer, flexibilizar e mobilizar a coluna, é um exercício também usado como transição para sair de decúbito dorsal para a posição sentada.

Este é um exercício que para se fazer bem feito deve-se ter bastante controle corporal, a força está focada no equilíbrio que a distribuirá por todo o corpo, para facilitar o exercício colocar os braços por detrás das coxas. É um típico rolamento.

Observações mecânicas – esse exercício flexibiliza e massageia a coluna vertebral, melhora a estabilidade escapular e o equilíbrio. Como o *Rolling Like a Ball* roda a coluna de forma inexperimentada no espaço, sobretudo para os adultos, exige mudança de estratégia de ativação muscular e neural, equilíbrio e formas de lidar com a massa corporal.

EXERCÍCIO 6 *One Leg Stretch/Single Leg Stretch*: todos os níveis

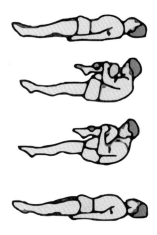

O objetivo desse exercício é fortalecer os flexores do quadril, músculos do abdome e coordenação motora. Com o aluno em decúbito dorsal, pescoço em posição neutra, já descrita anteriormente, o terapeuta solicita que um dos membros inferiores

do paciente/aluno seja trazido em direção ao tórax com flexão máxima de joelho e quadril. Deve exigir bastante alinhamento para manter o controle das duas casas de força e o alinhamento dos membros inferiores. Como responsáveis por essa flexão de joelhos, encontraremos o semitendinoso, o semimembranoso e o bíceps femoral responsáveis pela flexão do quadril, porém o mais importante dos isquiotibiais é sua função proprioceptiva. Em semiflexão, os ligamentos do joelho estarão relaxados e os isquiotibiais funcionarão como rédeas de um arreio de cavalo, para reencentrar o joelho, agindo sobre a rotação interna e a rotação externa, protegendo o joelho dos varos e valgos. São, portanto, ligamentos ativos do joelho.

Observações mecânicas – o *One Leg Stretch* é um exercício que requer grande estabilidade, com ênfase na musculatura abdominal, pois os músculos abdominais trabalham em várias funções para que o tronco fique estável em elevação. Essa ação é necessária para sustentar as estabilidades pélvica e espinhal, pois o movimento vigoroso dos membros inferiores facilmente gerará uma perturbação nessa estabilidade.

EXERCÍCIO 7 *Double Leg Stretch*: todos os níveis

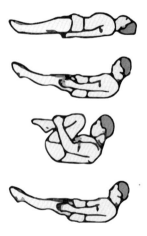

Objetivo – fortalecer o abdome enquanto se desloca o centro gravitacional pelo corpo por meio dos membros superiores e inferiores. Biomecânica parecida com o *The Hundred*.

Observações mecânicas – o *Double Leg Stretch* deve ser realizado com clareza de movimento, mas com força.

EXERCÍCIO 8 *Spine Strech Forward*: todos os níveis

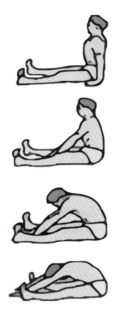

Exercício realizado para a mobilidade da coluna vertebral. Se realizado corretamente, o comando verbal solicita o enrolamento de toda a coluna vertebral, com alguns detalhes, os primeiros 35 graus de flexão de cabeça se dá sem a atuação da cervical, solicitando somente a flexão da cabeça realizada com os infra-hióideos e leve contração do masseter para manter a boca fechada. A partir daí, o enrolamento será favorecido pela ação gravitacional, a mobilização segue vértebra por vértebra, para alongar toda a coluna vertebral, o enrolamento se dá no sentido caudal, gerando leve inclinação da pelve em direção ao umbigo. Na fase 4 do movimento, deve-se observar na coluna um C perfeito e profundo. Durante a expiração, solicitamos a descida do esterno e das costelas e, caso o paciente/aluno possua frouxidão ligamentar de cotovelos, o acionamento do conjunto bíceps/tríceps para não sobrecarregar as articulações epicondilianas. O mesmo é solicitado para os joelhos, a ativação do conjunto isquiotibiais/quadríceps, a fim de não sobrecarregar seus ligamentos posteriores, já mandando uma informação aferente ao sistema nervoso central da propriocepção correta dessas duas articulações. Solicita-se ainda o afastamento das costelas inferiores das asas ilíacas, promovendo um alongamento excêntrico dos quadrados lombares e *multifidus*. Muita observação para não haver linhas de quebra no movimento fundamental do tronco. Um bom comando a ser dado para o aluno é que ele imagine que entre sua lombar e sua coluna torácica exista uma barra e que, portanto, deve sobrepujar essa barra com sua coluna torácica, ou seja, sem a retificação da coluna lombar, não podendo nesse exercício de nenhuma forma aproximar seus membros inferiores do abdome. Finalmente, com os pés flexionados, a solicitação do deslocamento dos calcanhares para a frente fecha a cadeia, com acréscimo da abdução dos membros inferiores, alongando também os opositores adutores: magno, médio e pequeno. O aluno não poderá de forma alguma sentir o alongamento nos isquiotibiais, e aí segue uma dica de orientação aos instrutores: devemos sempre nos orientar pelo nome do exercício em si, ele tem muito a mostrar, o *Spine Strech*, e em sua tradução um alongamento da coluna e não dos isquiotibiais. Cuidado para não realizar o *imprint* lombar durante a execução do exercício. Durante a prática do *Spine Stretch*, temos que descomprimir ativamente ao máximo as vértebras lombares, como se estivéssemos ultrapassando uma barra. Lembre-se que a cadeia de extensão gera alongamentos enganosos e possíveis encurtamentos poderão ser encontrados durante a execução desse exercício.

Compensações observadas durante a prática do exercício:

1. Encurtamento do quadrado lombar – não permitirá que o aluno se sente sobre seus ísquios.

2. Encurtamento do tríceps – solicitará hiperextensão dos joelhos.

3. Encurtamento dos isquiotibiais – solicitará a flexão dos joelhos.
4. Encurtamento do quadrado lombar – gerará retificação lombar durante a execução do exercício.
5. Encurtamento do piramidal do esterno, peitorais e rotadores internos dos ombros – gerará aumento da cifose torácica.
6. Encurtamento do longuíssimo do pescoço – retificará a cervical.

EXERCÍCIO 9 *Open Leg Rockers*: intermediário

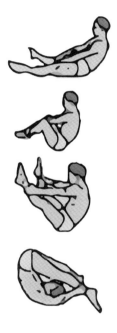

Excelente exercício de flexibilização da coluna, estabilização pélvica, equilíbrio e alongamento dos isquiotibiais. Exercício elaborado de forma parecida ao *Rolling Like a Ball*, porém muito mais desafiador: os membros inferiores em abdução, extensão de joelhos com as mãos apoiadas nos tornozelos que distribuirão as forças de forma mais desafiadora, com ativação constante da faixa abdominal para o perfeito equilíbrio e harmonia do movimento, além da ativação dos glúteos médios como estabilizadores dos membros inferiores na abdução.

EXERCÍCIO 10 Cork Screw: nível avançado

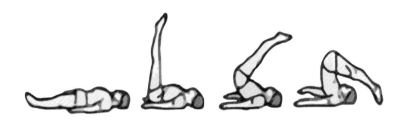

O *Cork Screw* traz muitos desafios à estabilidade do tronco. A complexidade da estabilização rotacional mantém os ombros e a torácica no chão, enquanto a parte inferior do tronco girará sem arquear demasiadamente a parte lombar e sem que as costelas se abram, salientando-se.

Os posicionamentos dos membros inferiores acima da cabeça beneficiam a flexibilidade dinâmica dos isquiotibiais e da lombar.

Posição inicial – aluno em decúbito dorsal, membros superiores ao lado do tronco, alongados ao longe, mãos espalmadas no chão, ativando o tríceps como se quisesse pressionar o chão abaixo e à frente. Assim, durante a execução do exercício, os extensores de ombro auxiliarão a elevação da pelve e parte inferior do tronco, mantendo os ombros em perfeito contato com o solo.

Para começar o exercício inspire e expire, aplanando o abdome, fazendo uma cintura fina, fechando suavemente as costelas.

No próximo ciclo respiratório, flexionar os membros inferiores acima da cabeça, chegando a uma posição em que esses deverão estar paralelos ao solo, seguir afastando as cristas ilíacas das costelas, girar a parte inferior do tronco como se somente um lado do corpo se aproximasse ao solo. Assim, os membros inferiores se deslocam para esse mesmo lado, enquanto o tronco e os membros inferiores começam a descer, o quadril toca o chão e em um movimento de círculo ou de giro dos membros inferiores, passando assim pelo centro, subindo nessa continuidade do círculo para o lado oposto, tirando quadril do chão novamente, retornando acima da cabeça na posição central inicial.

Repita o mesmo movimento de descida do quadril em círculo/giro dos membros inferiores, porém agora descendo pelo outro lado ao que se iniciou o primeiro movimento de descida, alternando assim os lados. O exercício é realizado com bastante ativação dos oblíquos e retos femorais.

Dicas mecânicas – quando partindo do posicionamento inicial, ao começar a estender os membros inferiores e o tronco, peça ao aluno para que abaixe o esterno, afundando-o para baixo e para a frente. Assim estará protegendo sua coluna, sobretudo a torácica, mobilizando-a em uma curvatura fisiológica, criando um ponto fixo para que o aluno desça diminuindo a sobrecarga na cervical. Ao fazer o círculo com os membros inferiores, una-os para ativar os adutores do quadril que auxiliarão assim na sua elevação, pois tornar-se-ão ponto fixo para a subida dos membros inferiores. Ative também os flexores plantares a fim de produzir alinhamento dos membros inferiores semelhante a uma flecha, imaginando essas sendo lançadas, de forma que alongue os membros inferiores para longe do centro do corpo. Estabilize bem a lombar, cuidando-se para que essa região não se arqueie e se eleve do chão excessivamente. Lembrando, queremos manter as posições neutras e fisiológicas da coluna vertebral. Durante o exercício, utilizaremos os seguintes músculos: reto abdominal, oblíquos externo e interno do abdome no papel de flexores e rotadores anteriores da coluna. Para flexões de quadril: iliopsoas, reto femoral, sartório, tensor da fáscia lata e pectíneo. Transverso do abdome como estabilizador da coluna; adutor longo, adutor curto, adutor magno e grácil como adutores de quadril; quadríceps para a extensão de joelhos; além dos flexores plantares gastrocnêmio e sóleo e tríceps braquial e parte posterior do deltoide como extensores de ombro.

EXERCÍCIO 11 *Saw*: todos os níveis

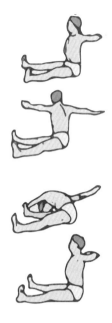

Por ser um exercício da coluna em rotação, devemos tomar muito cuidado para não gerarmos a força de cisalhamento sobre as vértebras, comprimindo-as assim, movimento puro de oblíquos no tronco inferior, e serrátil em sua metade superior. Devemos realizar a decoaptação dos membros superiores na horizontal, da cabeça no sentido contrário ao solo, sem, contudo, perdermos as curvaturas funcionais das vértebras. Ainda, uma força de decoaptação na lombar, afastando as costelas das cristas ilíacas, alonga toda a musculatura do tronco, seja ela contralateral ou do mesmo lado do movimento. O *Saw* é benéfico para aprender a rotacionar o tronco, sendo muito importante, sobretudo, usar a técnica de afastar as costelas das cristas ilíacas, pois assim protegemos a coluna da força de cisalhamento nessas rotações associadas à flexão.

Posição inicial – sentar-se no solo sob os ísquios, com os membros inferiores estendidos e afastados na linha do quadril, alinhando assim o segundo dedo do pé com a linha média da patela e as espinhas ilíacas anterossuperiores. Sentar-se sobre os ísquios, mantendo as curvas fisiológicas da coluna, tentando levar a lombar para a lordose fisiológica; a menos que o aluno sinta desconforto, vá retornando aos poucos ainda dentro da busca da curva fisiológica, até um ponto em que ele se sinta confortável. Para buscar a cifose torácica, pede-se ao aluno que afunde um pouco seu esterno para baixo e para trás, com os pés em dorsiflexão, atentando-se para que não use os extensores dos dedos e sim o tibial anterior. Afaste as costelas das cristas ilíacas. Abduza os braços a 90° promovendo uma força de decoaptação, como se os braços fossem ser alongados para longe do centro do corpo, cotovelos estendidos e as palmas das mãos voltadas para a frente. Afaste um ombro do outro, cuidado com a hiperextensão dos cotovelos, acionando o conjunto bíceps e tríceps para evitá-la.

Inspire, expire e vá flexionando a coluna, construindo o movimento fundamental do tronco, e rotacione-a para um lado levando o dorso de uma das mãos para a parte externa do pé oposto e gire o outro braço para trás, em um movimento de rotação interna. Olhe para a mão que estará indo para trás, afastando sempre as cristas ilíacas e buscando um movimento da coluna em forma de C bem redondo e profundo, sem causar anteriorização pélvica e sem fechar o lado convexo da coluna durante o exercício. Volte ao posicionamento inicial, inspire, ao expirar repita o movimento para o outro lado.

Dicas mecânicas – ao posicionar os pés em dorsiflexão, atente-se para não ativar somente os extensores dos dedos, mas sim o tibial anterior, sobretudo em idosos. Com isso estamos trabalhando e contribuindo muito para a prevenção de algo muito comum em idosos, que são as terríveis quedas com as prováveis fraturas de fêmur, possível hospitalização prolongada, podendo até mesmo culminar em óbito.

Atente-se, ao executar a rotação do tronco com sua flexão, para que o aluno não levante o quadril (ísquios) do chão. Caso ele relate que só sente o alongamento de um lado do tronco, está sendo gerado nesse corpo a força de cisalhamento, reveja então todos os passos. Participam do exercício: oblíquos externos e internos do abdome, eretores da espinha enquanto rotadores do tronco, transverso do abdome como estabilizador do tronco, porém com maior aplicabilidade, estando mais no posicionamento vertical, isto é, devido às linhas direcionadas de suas fibras musculares, além dos isquiotibiais, glúteo máximo durante o posicionamento de alongamento, tibial anterior, deltoide e supraespinhal para as abduções de ombro, deltoide, fibras anteriores e peitoral maior nas flexões do ombro e tríceps braquial enquanto extensor de ombro e cotovelo.

EXERCÍCIO 12 *Swan Dive*: nível intermediário

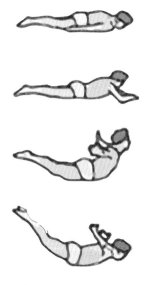

O *Swan Dive* é um exercício que trabalha muito a cadeia extensora do tronco e também os extensores do quadril. É um exercício desafiador, requer alta capacidade de mobilidade da cadeia de flexão do tronco, a fim de não sobrecarregar a coluna lombar. É muito importante construir o movimento fundamental de extensão do tronco* (veremos a seguir) não fazendo a hiperextensão a partir da lombar.

Posição inicial – decúbito ventral, mãos à frente, paralelas, próximas à cabeça, apoiando-se nos antebraços, portanto cotovelo flexionado com ativação da musculatura acessória dos membros superiores, membros inferiores repousam no chão unidos, ativando adutores, com os pés em flexão plantar. Imaginemos alguém puxando, tracionando os membros inferiores para longe do quadril.

Antes de executar o exercício, construa-o, comece com movimentos pequenos pela cervical seguidos da ativação dos *multifidus* e eretores da coluna torácica em continuidade. Imagine como se o peito fosse se abrir para o chão, como se fossem faróis iluminando abaixo e mais ao longe em cada ciclo expiratório, e que esse farol deverá, a cada ciclo respiratório, iluminar mais acima. Dessa forma, estarão trabalhando a mobilidade e a extensão torácica adequada*. Nesse momento, estará então subindo o tronco, esticando os cotovelos, apoiando-se pelas mãos.

Solte os membros superiores para a frente, fazendo um movimento de balanceio à frente com o corpo. Acione os glúteos para tirar os membros inferiores do chão em extensão de quadril, balanceie o corpo então para a frente e para trás, buscando fluidez através da energia cinética que deve transitar por todo o corpo.

Dicas mecânicas – como é um exercício que trabalha toda a cadeia extensora, é necessário, antes da sua execução, flexibilizar a coluna em um movimento posterior de tronco. Dará muito mais fluidez e melhor construção para a execução do *Swan Dive*. Pode ser utilizada bola ou bosu, por exemplo, posicionando o aluno sobre o acessório em decúbito dorsal, flexibilizando toda a região anterior do tronco. Essa prática é útil para todos, sobretudo para aqueles que sentem cinesiofobia para extensões do tronco, pois têm medo de travar como em qualquer outra possível ocasião, flexibilizando assim a coluna e relaxando toda a cadeia anterior ou de flexão do tronco, possibilitando um movimento mais livre de tensões.

Uma ressalva – precisamos mostrar aos alunos que temem a extensão de tronco que a falta de movimento se cura com movimento.

Músculos que realizam o exercício – eretores da espinha (espinhal, longuíssimo, iliocostal) e semiespinhal correto (e o conjunto de músculos eretores da coluna) como extensores da coluna; glúteo máximo e isquiotibiais, como extensores de quadril; transverso do abdome, como estabilizador do tronco; gastrocnêmio e sóleo, como flexores plantares; tríceps braquial e fibras anteriores do deltoide, como estabilizadores e extensores dos ombros.

EXERCÍCIO 13 *One Leg Kick*: intermediário

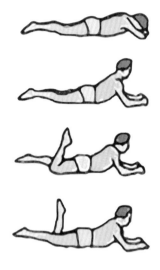

Este exercício enfatiza bastante a estabilidade da coluna por meio da manutenção da coluna vertebral fora do solo. Os movimentos feitos vigorosamente pelas pernas desafiam toda essa estabilidade.

Posição inicial – aluno em decúbito ventral, apoio nos antebraços, com a parte superior do tronco elevada do solo. Apoie as mãos no chão. Os membros inferiores alinhados, unidos, ativando a linha média por meio dos adutores em contato inicial com o solo e os pés em posição de flexão plantar, que Joseph Pilates descreveu como exercício clássico. Porém, ao estarmos diante de alunos idosos, é importante que ativemos o músculo tibial anterior. Quando o exercício começa trazendo os joelhos para a flexão, os pés seguem para a dorsiflexão, e quando o joelho volta para a extensão, os pés acompanham o movimento para a flexão plantar. Portanto, leve vigorosamente um dos membros inferiores em flexão e os pés em flexão dorsal em direção ao glúteo, atentando-se para a estabilidade da pelve e tronco nesse momento, contraindo, assim, o glúteo e os isquiotibiais. Expire e estenda o joelho que estava flexionado, ao passo que o membro inferior esquerdo oposto será flexionado. Repita o exercício em 3 movimentos cursando a flexão plantar, e mais 3 movimentos em dorsiflexão de forma fluida, a fim de dificultar o exercício e desafiar ainda mais a estabilidade lombopélvica Ao realizar os movimentos vigorosos de flexoextensão dos joelhos, podemos fazê-lo com a coxa mais alta em relação ao solo, sem permitir hiperextensão da coluna lombar.

Dicas mecânicas – os abdominais no papel de estabilização auxiliam também na limitação da anteriorização pélvica, evitando assim hipertensão excessiva na lombar. Lembremos também da ativação dos glúteos nessa estabilização.

Caso sinta desconforto durante a hiperextensão de tronco, atenue esse movimento colocando os cotovelos mais para a frente ou até mesmo repousando a testa nas mãos.

Construa o movimento fundamental do tronco, estando esse em hiperextensão, ou seja, a cabeça acompanha o movimento do tronco, a torácica moldada de forma que os peitos se abram em direção ao solo, imaginando dois faróis iluminando o chão abaixo e a frente ao longe, com a musculatura acessória da cintura escapular ativada.

Nesse exercício teremos a ação dos eretores da espinha (espinhal, longuíssimo, iliocostal) e semiespinhal como extensores da coluna; glúteo máximo e isquiotibiais para a extensão do quadril; transverso do abdome, como estabilizador da coluna; isquiotibiais novamente porém agora na ação dos flexores de joelho; quadríceps para extensão dos joelhos; gastrocnêmio e sóleo para as flexões plantares; tibial anterior para a dorsiflexão sem a ativação dos extensores dos dedos; gastrocnêmios para a extensão plantar. Grande dorsal, redondo maior, realizando a extensão dos ombros e serrátil anterior abduzindo a escápula.

EXERCÍCIO 14 *Double Leg Kick*: nível intermediário

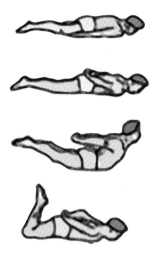

Excelente exercício para trabalhar com alunos que têm postura de ombros em rotação interna, enrolamento dos ombros, e aqueles com tensão na cadeia muscular de flexão na metade superior do tronco gerando a hipercifose torácica.

Exercício desafiador para os músculos abdominais que deverão estabilizar o tronco enquanto os membros inferiores se encontram elevados do solo.

Posição inicial – decúbito ventral com a testa apoiada no solo (se houver desconforto, apoiar o rosto de lado), flexionar os cotovelos com os dedos de uma mão segurando a outra mão atrás, nas costas; o dorso das mãos apoiado nas costas, mais precisamente no sacro. Elevar as pernas do solo mantendo flexão plantar leve e joelhos estendidos, inspire, expire e levante a cabeça, construa o movimento fundamental do tronco em extensão, abrindo o peito ao chão, como se tivesse dois faróis iluminando o chão abaixo, à frente e ao longe. Mantenha os membros inferiores unidos, ativados, como se tivessem alongados para longe do centro do corpo com força nos glúteos, assim estará ativando parte da cadeia de flexão dos membros inferiores. Os membros superiores também estão sendo alongados para longe do corpo em seu sentido caudal. Volte o posicionamento do tronco, flexionando assim os joelhos em direção ao glúteo. Caso queira dificultar o exercício ao retornar do movimento de extensão de tronco, faça-o flexionando os joelhos de modo que tire o apoio desses do solo, somando mais ainda a contração dos glúteos, ou ainda role durante o movimento com fluidez.

Dicas mecânicas – ao estender os membros superiores para longe do tronco em sentido caudal, perceber se há hiperextensão de cotovelos, nunca podemos deixar os membros superiores relaxados, mantendo assim a contração simultânea de bíceps braquial e tríceps braquial, a fim de evitar a hiperextensão dos cotovelos. Também una os membros inferiores, a fim de ativar adutores do quadril para criar uma posição alinhada em relação ao tronco.

Ao retornar à posição inicial, usar a contração excêntrica dos extensores da coluna, de modo a controlar o abaixamento suave da parte superior do tronco, e flexionar levemente os cotovelos. Lembrar que o movimento é fluido e que todos os músculos que serão citados a seguir trabalham de forma simultânea e dinâmica, são eles: eretores da espinha (espinhal, longuíssimo, iliocostal) e semiespinhal como extensores da coluna.

Glúteo máximo e isquiotibiais para a extensão do quadril; transverso do abdome e reto abdominal como estabilizadores anteriores da coluna. Adutor longo, adutor curto, adutor magno e grácil para manter a linha média dos membros inferiores como adutores de quadril; isquiotibiais, aqui como flexores de joelho; quadríceps femoral como extensor de joelho, gastrocnêmico e sóleo como flexores plantares. Atuação do grande dorsal, redondo maior, parte posterior de deltoide como extensores de ombro.

Trapézio em suas fibras inferiores, serrátil anterior em suas fibras inferiores para as depressões escapulares. Bíceps braquial e braquial como flexores de cotovelo, além do tríceps braquial para a extensão de cotovelo.

EXERCÍCIO 15 *Neck Pull*: nível intermediário

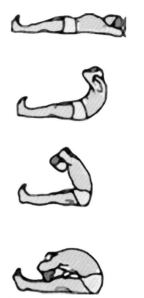

Este exercício auxilia bastante para diagnosticar déficit do movimento em seu percurso, podemos notar onde há mais fraqueza muscular e diminuição de mobilidade em determinados segmentos, inclusive em trechos isolados do movimento.

Posição inicial – decúbito dorsal, membros inferiores estendidos no solo, unidos, ativando os adutores, pés em dorsiflexão. Mãos entrelaçadas atrás da cabeça estando os cotovelos flexionados e ombros abduzidos, por meio da força que sairá dos romboides excentricamente.

Na expiração, afundar o osso esterno a fim de criar mobilidade na região torácica, realizar ligeira inclinação do púbis ao umbigo e começar a subir enrolando o tronco em uma flexão de coluna, sem perder o neutro da coluna cervical. Continuar flexionando a coluna até que esteja em posição sentada, porém com a parte superior do tronco arredondada para a frente em direção aos membros inferiores.

Atentar-se para que toda a coluna esteja em perfeito "C", respeitando o movimento fundamental do tronco; imaginar que sob suas costelas exista uma barra e seu tronco superior deve enrolar-se no movimento final dessa flexão passando por cima dessa barra. Inspirar, expirar e começar a retornar o tronco até o posicionamento de sentar-se, ísquios bem apoiados ao solo, novamente respeitando as curvas fisiológicas da coluna em suas lordoses e cifoses, ainda aqui, afastar as costelas das cristas ilíacas, alongando seu corpo dessa forma e não pelo sistema antigravitacional, pois ao alongar pela cervical, solicitando um autocrescimento, estará bloqueando as cadeias cruzadas do aluno, cadeias essas responsáveis pelo movimento. Vá retornando ao solo, mobilizando vértebra a vértebra sem retroverter a pelve, com ligeira inclinação do púbis ao umbigo, sem deitar-se na lombar, gerando assim o *imprint*.

Dicas mecânicas – ao flexionar a coluna subindo para sentar-se e seguir em direção ao enrolamento sobre os membros inferiores, concentrar-se nos músculos abdominais, aproximando a unidade cabeça da unidade pelve, além de focar no afundamento das costelas, maximizando assim a flexão da coluna vertebral ao enrolar-se, mantendo uma curvatura em "C" profundo, impedindo que a região lombar se achate ou arqueie-se como em um movimento de hiperestender. Nesse momento terá maior ativação dos flexores do quadril, não deixando, assim, por exemplo, o psoas comandar o movimento.

Se fechar os cotovelos à frente ao enrolar-se para subir, estará minimizando a ação dos abdominais, portanto tente manter os cotovelos abertos com as mãos atrás da cabeça.

Ao retornar e estar na posição sentada, verificar se há retificação da coluna, na curvatura torácica retificada, inspirar jogando o ar para os pulmões atrás, pensando em cifosar a coluna, porém não enrolando os ombros, curvando o tronco para a frente. Isso é algo sutil, porém, com muita ênfase, ao expirar afunde bem o osso esterno. Ainda pode-se organizar a cintura escapular de forma a ativar o serrátil anterior fazendo um movimento sutil, lembrando-o da cifose fisiológica; caso encontre uma hipercifose torácica, a inspiração já se dará na frente, no peito, e a organização da cintura escapular será a de encaixar as escápulas (ativando romboides), como se quisesse guardá-las no bolso de trás da calça. Os músculos responsáveis pela execução do exercício são: retos do abdome, oblíquo externo e oblíquo interno, transverso do abdome enquanto estabilizador da coluna, eretores da espinha e *multifidus*, controlando a volta do exercício de forma excêntrica, iliopsoas e reto femoral como flexores de quadril, além do tibial anterior para a dorsiflexão dos tornozelos.

EXERCÍCIO 16 *Scissors*: todos os níveis

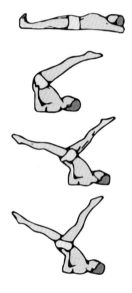

O maior desafio desse exercício é manter a estabilidade lombopélvica, uma vez que os membros inferiores estarão fora do solo e movimentando-se em grande amplitude de movimento. Exemplificando, no momento em que os membros inferiores são levados para a extensão, os flexores do quadril, sobretudo o potente iliopsoas, por ter suas inserções na parte da pelve e da coluna vertebral, em sua parte lombar, por ser muito potente. Por ser um músculo sempre em tensão, acaba atuando fora de suas condições fisiológicas se não houver estabilização suficiente. O psoas pode facilmente levar a pelve em anteversão no seu momento de alongamento dinâmico, tirando a pelve de seu posicionamento ideal.

Posição inicial – decúbito dorsal, flexionar o quadril com os pés saindo de dorsiflexão para a flexão plantar, mantendo-os acima da cabeça, e posicionar as mãos sob a pelve, afastando as costelas do quadril, dedos apontados em direção ao cóccix com os braços nas laterais do tronco. Usar a energia potencial, não descarregar o peso do seu corpo no chão, imaginar o chão te empurrando para cima, usar o tríceps para aproveitar-se da energia cinética.

Atentar-se para evitar a retroversão pélvica nesse posicionamento, fazer uma intenção de empinar os glúteos em direção ao solo, assim posicionará em pelve neutra e potencializará o alongamento dos isquiotibiais.

Certificar-se que o abdome esteja acionado, aplaná-lo, fazendo cinturinha fina. Inspirar e ao expirar abaixar um membro inferior enquanto o outro avança para trás em direção à cabeça, formando então um movimento de tesoura aberta.

Alternar os membros inferiores durante o ciclo respiratório, assegurar-se de estar sempre alongando seus membros inferiores para longe do centro do corpo, como se alguém os tivesse puxando. Terminar o exercício unindo os membros inferiores ao centro e ao alto acima da cabeça, como no posicionamento inicial, e vá rolando a coluna e os membros inferiores em direção ao solo.

Dicas mecânicas – ao elevar os membros inferiores acima da cabeça no posicionamento inicial, verificar se não está comprimindo a cervical, ou seja, descarregando todo o peso do corpo sobre a cervical, colocando-a em sofrimento. Já estando posicionado, fazer uma intenção de elevar a cabeça do chão, se conseguir fazê-lo sem que se desestabilize estará fazendo a distribuição correta de peso do corpo.

Nesse exercício, nos preocupamos bastante com alunos herniados cervicais, mas para aqueles que consigam fazer a distribuição correta não há problema algum em executar o *Scissors*. Podemos ainda posicionar o aluno sobre dois ou três colchonetes, de forma que a cabeça e a cervical fiquem fora deles, portanto em um nível inferior ao corpo, protegendo-as da retificação.

Os músculos que participam do *Scissors* são: eretores da espinha (espinhal, longuíssimo, iliocostal), semiespinhal, *multifidus* como estabilizadores posteriores da coluna vertebral; reto do abdome, oblíquo interno e oblíquo externo do abdome, transverso do abdome como estabilizadores anteriores da coluna vertebral; iliopsoas, reto femoral, sartório, tensor da fáscia lata, pectíneo para as flexões de quadril. Glúteo máximo, isquiotibiais enquanto também extensores de quadril.

Quadríceps femoral para as extensões dos joelhos, gastrocnêmio e sóleo enquanto flexores plantares, além do trapézio, fibras médias e romboides enquanto adutores da escápula.

EXERCÍCIO 17 *Bicycle*: nível avançado

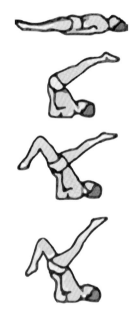

O desafio desse exercício é semelhante ao *Scissors*, porém com pouco mais complexidade de movimento de pernas e maior coordenação e interdependência dessas, portanto mais difícil a estabilização da pelve.

Esse exercício também oferece flexibilidade dinâmica aos músculos flexores de quadril e os isquiotibiais.

Posição inicial – inspirar e expirar descendo o esterno, as costelas, aplanando o abdome e fazendo uma cintura fina, tudo de forma leve, nada de máxima contração. Inspirar e na expiração flexionar os membros inferiores acima da cabeça, mais ao alto, tirando o quadril do chão, manter os pés em flexão plantar. Posicionar as mãos sob a pelve com os cotovelos flexionando ao lado do tronco. Afastar as costelas das cristas ilíacas. Importante realizar o teste onde fará uma intenção de elevar a cabeça do chão, para certificar que não está comprimindo as vértebras cervicais.

O membro inferior em flexão de joelho e extensão de quadril, como se o calcanhar fosse tocar o glúteo, enquanto o membro inferior oposto faz o movimento de extensão de joelho, com flexão de quadril, levando esse membro inferior acima da cabeça, como num movimento de pedalar, e fluindo o movimento vá trocando os membros inferiores com as musculaturas muito bem ativadas na pedalada.

Voltar com os membros inferiores juntos acima da cabeça, tirar as mãos da pelve e começar a desenrolar a coluna, descendo também os apêndices inferiores ao solo, ainda sim muito bem ativados.

Dicas mecânicas – para dificultar o exercício e, portanto, a estabilidade pélvica, fazer as pedaladas com um braço de alavanca maior, ou seja, com os membros inferiores mais longe da linha central do corpo.

Para facilitar mais o exercício, fazer as pedaladas com os membros inferiores mais acima da cabeça, favorecendo a ação da gravidade.

Ativar muito bem o glúteo para manter maior estabilidade pélvica.

Imaginar que o chão está empurrando seu corpo (cotovelos e tronco) para cima, usando a energia cinética e não descarregando seu peso em direção ao chão. Nesse exercício, temos ativação dos eretores da espinha (espinhal, longuíssimo, iliocostal), semiespinhal e *multifidus* enquanto estabilizadores posteriores da coluna;

reto do abdome, oblíquos interno e externo do abdome, transverso do abdome, para estabilizar anteriormente a coluna; além de iliopsoas, reto femoral, sartório, tensor da fáscia lata, pectíneo enquanto flexores de quadril; glúteo máximo, isquiotibiais realizando a extensão do quadril; isquiotibiais também podem realizar a flexão do joelho; enquanto o quadríceps femoral estenderá os joelhos.

Gastrocnêmio e sóleo enquanto flexores plantares e na metade superior do tronco trapézio com suas fibras médias e romboides como adutores escapulares.

EXERCÍCIO 18 *Shouder Bridge*: nível intermediário

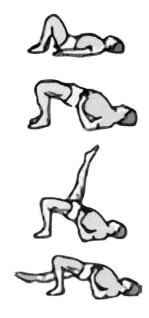

O *Shoulder bridge* é mais um exercício desafiador para a estabilidade pélvica, uma vez que essa é tirada do solo e o corpo é suportado por meio do apoio de um único membro inferior, enquanto o outro realiza movimentos de maior amplitude. Ganham-se benefícios também acerca da flexibilidade dinâmica dos isquiotibiais e flexores do quadril.

Posição inicial – decúbito dorsal com os joelhos flexionados e os pés apoiados firmemente no solo, afastados na largura do quadril, ou seja, segundo dedo do pé alinhado com o meio de patela e espinha ilíaca anterossuperior. Inspirar e ao expirar vá flexionando os membros inferiores, tirando o quadril do solo em movimento de ponte com ativação dos glúteos, fazer força isométrica para afastar os pés como se quisesse rasgar o solo, apoiar as mãos embaixo da pelve com os dedos voltados para dentro e polegar no dorso, em seguida, retirar um pé do chão, flexionando um dos membros inferiores com o joelho estendido e os pés em flexão plantar, alinhando um joelho ao nível do outro. Inspirar e ao expirar flexionar um dos membros inferiores levando-o para longe da massa corporal, para alongá-lo para longe do centro do corpo durante todo o movimento, sem que haja movimento algum da pelve. Estender o membro inferior, descendo-o com o joelho estendido e o pé em flexão plantar. Todo movimento do membro inferior com os músculos muito bem ativados, ou seja, ativar prioritariamente flexores, extensores de quadril e flexores plantares.

1. Retornar à posição inicial, posicionando o quadril no chão, atentando-se para a posição neutra desse.

2. Fazer todo o movimento com o outro membro inferior e retornar à posição inicial em decúbito dorsal e com ambos os pés apoiados firmemente ao solo.

Dicas mecânicas – caso queira dificultar o exercício, manter os braços alinhados ao lado do tronco pressionando as mãos contra o chão, sem apoiá-las, portanto, embaixo do quadril.

Para trabalharmos as linhas de forças rotacionais, observaremos para onde a patela estará voltada, ou seja, se estiver medializada, faremos uma força com a cabeça do fêmur sendo rodada para fora, mantendo o pé no seu alinhamento usando os glúteos para tal movimento; caso a patela esteja lateralizada, faremos uma força rodando a cabeça do fêmur para dentro por meio da ação dos adutores e rotadores internos, mantendo o pé no seu alinhamento.

Atentar-se, quando movimentar o membro inferior em flexão de quadril, para que não haja retroversão da pelve e ao fazer a extensão de quadril para que não haja anteversão.

Para os alunos idosos, faremos a ponte com as mãos apoiadas e o pé durante todo o movimento em dorsiflexão para ativar o tibial anterior, a fim de trabalhar o fortalecimento desse músculo, promovendo a prevenção de quedas para o idoso. Uma dica interessante seria colocar um apoio na planta do pé do idoso (pode ser um livro ou um bloco, por exemplo, algo cuja geometria seja reta), encostar os dedos dos pés nesse objeto escolhido a fim de não utilizar os extensores dos dedos e sim somente o tibial anterior. Ao descer o membro inferior no movimento de subida e descida, orientá-lo para que o objeto se mantenha alinhado com seu pé evitando que o bloco caia, assim teremos excelente ativação dessa musculatura solicitada. Para que isso seja possível teremos que aumentar e diminuir a angulação da articulação tibiotársica a cada movimento, mobilizando-a.

Os eretores da espinha, semiespinhais, *multifidus* estarão ativados.

Estabilizadores posteriores da coluna vertebral, enquanto o reto do abdome, oblíquos interno e externo do abdome e transverso do abdome realizam a estabilização anterior dessa. Glúteo máximo, isquiotibiais serão ativados durante a extensão do quadril e os músculos iliopsoas, reto femoral, sartório, tensor da fáscia lata e pectíneo realizarão a flexão do quadril. O quadríceps femoral manterá a extensão do joelho, enquanto o gastrocnêmio e sóleo manterão a flexão plantar. Muita atenção para o tibial anterior realizar a dorsiflexão sem os extensores dos dedos. Grande dorsal, redondo maior e parte posterior de deltoide são os sinergistas para a manutenção da extensão do ombro e o trapézio médio e romboides aduzindo a escápula.

EXERCÍCIO 19 *Spine Twist*: nível avançado

Nesse exercício com movimentos de pura rotação de tronco se faz mais necessário ainda o afastamento das costelas das cristas ilíacas, a fim de minimizar a força de cisalhamento, pois anatomicamente as fibras do anel fibroso são dispostas em diagonal, logo ao rotacionar o tronco, sem que haja o devido afastamento das duas porções ósseas descritas acima, gerará grande aumento da pressão sobre o núcleo pulposo.

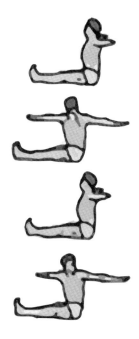

O *Spine Twist* é fortemente recomendado para atletas como tenistas, golfistas por usarem, em atividade, muitos movimentos rotacionais no tronco, como gestual do seu movimento esportivo. Dessa forma, nesse exercício poderá ser trabalhado um movimento mais puro de rotação com as devidas correções, harmonizando o movimento. Também é recomendado para indivíduos com escoliose. Nessas afecções, as quais têm movimentos desarmônicos em plano tridimensional, deve-se não somente trabalhar as lateralizações, flexão e extensão de tronco, como também as rotações.

Posição inicial – o aluno deve sentar-se sobre os ísquios com os membros inferiores afastados na linha do quadril, estando o segundo dedo do pé alinhado com o meio da patela e a espinha ilíaca anterossuperior, joelhos esticados, pés em dorsiflexão. Membros superiores estendidos e abduzidos (alongados para longe do centro do corpo) na altura dos ombros, estando esses um afastado do outro em perfeita harmonia da cintura escapular, palmas das mãos voltadas para baixo. Afastar as costelas das cristas ilíacas. Inspirar e ao expirar rodar o tronco para um lado, os membros superiores apenas acompanham o movimento do tronco, olhar para o membro superior que se posiciona mais atrás. Voltar centralizando o tronco e repetir o movimento para o outro lado.

■ **Dicas mecânicas** – ao rotacionar o tronco, atentar-se para que a pelve se mantenha alinhada para a frente, a rotação deve ser feita somente a partir da coluna.

Mantenha-se totalmente estabilizado, como se alguém tentasse mobilizar alguma parte do seu corpo, e todos seus músculos, estando muito bem ativados, não permitissem tal deslocamento. A ativação muscular deve ser sentida em ambos os lados, esse é um excelente parâmetro para a realização correta do exercício. Caso observar retificação na torácica, inspirar mandando o ar para as costas nessa região dorsal e, ao contrário, na hipercifose inspirar na parte anterior do tórax. Esse exercício é realizado pelos oblíquos interno e externo do abdome; eretores da espinha, semiespinhal e *multifidus* para a rotação da coluna vertebral. Enquanto longuíssimo e iliocostal são ativados do lado direito, o semiespinhal e *mutifidus* em co-contração ativam-se pelo lado esquerdo, rodando então o tronco para a direita.

Tranverso do abdome enquanto estabilizador anterior da coluna; tibial anterior para a manutenção da dorsiflexão; deltoide em sua porção acromial e supraespinhal mantêm a abdução do ombro, além do tríceps para a extensão do cotovelo.

EXERCÍCIO 20 *Jack Knife*: intermediário

Posição inicial – decúbito dorsal, com os membros superiores esticados na lateral do corpo (e alongados para longe em direção aos pés), mãos espalmadas e aderidas ao chão a fim de ativar o tríceps braquial. Membros inferiores unidos e estendidos fora do chão em angulação de 60° ou mais (a angulação ideal e individual sendo a prioridade a manutenção da estabilidade pélvica); os pés em flexão plantar. Inspirar e elevar os membros inferiores acima da cabeça em direção ao teto, ativando os glúteos potencialmente, até conseguir manter os membros inferiores unidos alinhados com o

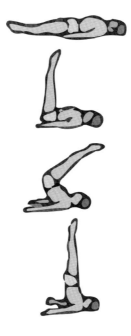

quadril, que deverá estar em posição neutra e fora do solo. Inspirar novamente e ao expirar vá mobilizando a coluna, afundando o esterno, descendo vértebra por vértebra, apoiando o quadril no chão e em seguida os membros inferiores, que deverão estar com a linha média ativada. Pressionar firmemente os membros superiores ao solo, a fim de auxiliar a flexão e extensão dos membros inferiores.

Dicas mecânicas – para indivíduos com cervicalgia, hérnias cervicais ou até mesmo mulheres que possuam grandes seios, proponho uma estratégia que irá promover na cervical o desenvolvimento da sua curva fisiológica, portanto, lordótica. Dessa forma, ao executar o exercício não haverá compressão nessa região. Posicionar dois colchonetes, deitar o aluno sobre eles mantendo a cabeça fora dos colchonetes, posicionando a calota craniana no chão, assim o corpo estará num plano mais elevado que a cabeça, beneficiando a lordose cervical.

O exercício recrutará os retos do abdome, oblíquos internos e externos do abdome para a flexão da coluna vertebral. Os eretores da espinha, semiespinhal, *multifidus* funcionarão no *Jack nife* em excentricidade controlando a qualidade da extensão da coluna. Iliopsoas, reto femoral, sartório, tensor da fáscia lata e pectíneo atuarão como os flexores do quadril; para a extensão do quadril, a ativação do glúteo máximo, isquiotibiais são imprescindíveis; enquanto o transverso do abdome estabilizará a coluna vertebral. Adutor magno, adutor curto, adutor longo, grácil manterão os membros inferiores unidos à linha média como adutores de quadril; quadríceps femoral fará a extensão do joelho; gastrocnêmio e sóleo são os flexores plantares; e finalmente os músculos grande dorsal, redondo maior e parte posterior do deltoide atuarão na manutenção da extensão do ombro; além do tríceps mantendo a extensão dos cotovelos e ombros, gerando a energia cinética necessária para a subida, tornando assim o *Jack nife* um exercício de alta complexidade e bastante completo.

EXERCÍCIO 21 *Side Kicks*: nível intermediário

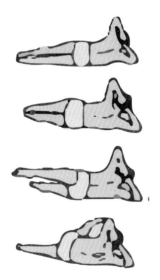

A grande dificuldade do *Side kicks* é manter a estabilização anteroposterior de tronco e pelve, que na movimentação do membro inferior gerará uma desestabilização do tronco, tornando a necessidade do controle do tronco um desafio. Interessante experiência de movimento em outra relação espacial que não seja decúbito ventral e/ou dorsal.

Como posição inicial, o aluno estará em decúbito lateral, com os membros inferiores estendidos e alinhados ao tronco, além de alongados para longe do centro do corpo (decoaptando-os). Os pés estarão em flexão plantar, de forma que um membro inferior repouse sobre o outro. Membros superiores flexionados, a mão próxima à orelha por meio da flexão do cotovelo, auxiliando na elevação da cabeca do solo, e o outro membro inferior posicionado da mesma forma, começaremos essa ativação por meio do serrátil, para alunos retificados, com o ar da inspiração sendo levado até as costas. Já para os alunos hipercifóticos, solicitamos que o ar da inspiração seja direcionado ao peito, e com a mesma posição dos cotovelos solicitamos que as escápulas sejam guardadas nos bolsos da calça, então pedimos o acionamento dos músculos dos ombros decoaptando-os. Todo o conjunto de ações organizadoras partem do ombro. O aluno ainda deve ser capaz de manter uma contração efetiva nas axilas, parecida com aquela força que fazemos para segurar um termômetro quando estamos mensurando a temperatura corporal. No momento que todas essas forças da cintura escapular estiverem acionadas, solicitaremos o fechamento das costelas, que deverão estar afastadas das cristas ilíacas. Começamos o exercício em leve abdução do membro superior que estiver apoiado em cima do outro, ativando glúteo médio, tensor da fáscia lata e sartório, além dos oblíquos internos, oblíquos externos do abdome, quadrado lombar, eretores da espinha, semiespinhal, *multifidus* e reto do abdome para a manutenção da flexão lateral da coluna, enquanto o transverso do abdome a estabilizará.

Para indivíduos que se queixam de dor cervical, pede-se o afundamento do esterno, aliviando assim a ação dos flexores superficiais da cervical, lembrando que a coluna cervical deve estar em posição neutra ao final do exercício.

Em seguida, iniciar o movimento levando o membro inferior para a flexão acionando o quadríceps e o iliopsoas com o pé seguindo para a dorsiflexão pela ativação do tibial anterior. Na continuação estendemos o quadril ativando assim glúteo, isquiotibial, com flexão plantar por meio da contração do gastrocnêmio e sóleo. Atentar-se para que, durante o movimento, não haja perturbação na região lombopélvica, mantendo-a estabilizada. Realizar o exercício de ambos os lados.

Dicas mecânicas – para facilitar o exercício, partindo da premissa que não haja estabilidade lombopélvica do, pode-se, então, apoiar a cabeça sobre o membro superior que estará flexionado e apoiado ao chão, sobretudo se apresentar dor cervical. Pode ainda flexionar o membro inferior apoiado no solo, promovendo assim mais estabilidade, facilitando mecanicamente o exercício.

EXERCÍCIO 22 *Teaser*: nível intermediário

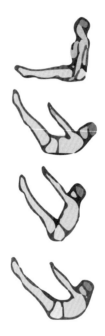

O grande clássico do Pilates incorpora resistência e força aos abdominais e flexores do quadril. A força do peso normal mais a força gravitacional atuante sobre os membros inferiores tornam-se um grande desafio ao contrabalancear os segmentos corporais, a fim de que o tronco simplesmente não caia para a frente ou para trás durante a execução do *Teaser*, portanto exige coordenação afinada entre os músculos abdominais e os flexores de quadril.

Posição inicial – decúbito dorsal. Membros inferiores unidos e ativados à linha média corporal, por meio da ação dos músculos adutores, devem estar também em decoaptação na tentativa de afastar a cabeça do fêmur do acetábulo abrindo os flexores do quadril, levando os pés o mais longe possível do tronco, pelve neutra, apoio da cabeça sob a calota craniana, membros superiores posicionados a 90° de flexão dos ombros, com o movimento de pistão ativado (decoaptação dos ombros com ação dos depressores da escápula). Punhos, mãos e articulações da mão essencialmente em posição neutra. Não podemos deixar os alunos com os membros superiores relaxados. Os vetores da força organizadora da cintura escapular devem estar ativos, como se o aluno fosse tracionado pelos braços. Começamos essa ativação por meio do serrátil para alunos retificados, com o ar da inspiração sendo levado até as costas. Já para os alunos hipercifóticos, solicitamos que o ar da inspiração seja direcionado ao peito, e com a mesma posição dos cotovelos solicitamos que as escápulas sejam guardadas nos bolsos da calça. Então pedimos o acionamento dos músculos dos ombros decoaptando-os. Todo o conjunto de ações organizadoras partem do ombro. O aluno ainda deve ser capaz de manter uma contração efetiva nas axilas, parecida com aquela força que fazemos para segurar um termômetro quando estamos mensurando a temperatura corporal. No momento que todas essas forças da cintura escapular estiverem acionadas, solicitamos uma inspiração e ao expirar afundar o esterno e flexionar o tronco por meio da contração do reto do abdome, oblíquo interno e oblíquo externo do abdome e os membros inferiores em um posicionamento em "V", tirando, portanto, tronco e membros inferiores do solo, esses com a contração do reto femoral, iliopsoas, sartório, tensor da fáscia lata e pectíneo apoiando-se nos ísquios, afastando as costelas das cristas ilíacas, mantendo os membros superiores em 90° de flexão de ombros que solicitarão a ação das fibras anteriores do deltoide, coracobraquial e peitoral maior para a manutenção da flexão dos ombros. O tríceps braquial promoverá a extensão do cotovelo paralelamente aos membros inferiores, que estarão ativados por meio dos músculos: adutor magno, adutor curto, adutor longo e grácil contraídos para a promoção da união dos membros inferiores unidos à linha média, com os pés em flexão plantar, ação essa proporcionada pela contração do gastrocnêmio e do sóleo. O quadríceps ainda será responsável pela extensão dos joelhos. No próximo ciclo respiratório solicitar o enrolamento do tronco e a volta à posição inicial.

Dicas mecânicas – para dificultar o exercício, aproximar mais as coxas do tronco, sem a cifose lombar, mantendo então o afastamento das costelas das cristas ilíacas. Ainda para dificultar o exercício, estabilizar o tronco no posicionamento em "V" e movimentar os membros superiores para flexão e abdução, sem que haja abertura das costelas ou projeção da torácica.

Outra variação seria manter os membros superiores paralelos aos inferiores e movimentá-los em rotação externa fazendo círculos.

Em contrapartida, para facilitar o exercício, seja para iniciantes seja para idosos, por exemplo, posicionamos o aluno no *Spine corrector*.

EXERCÍCIO 23 *Hip Circles*: nível avançado

Exercício muito potente para flexores de quadril, além de muito desafiador, pois requer estabilização do núcleo perante uma perturbação rotacional complexa dos membros inferiores, exercício muito avançado.

Posição inicial – sentado apoiado sobre os ísquios, com os membros superiores rodados externamente atrás do tronco, cotovelos esticados e as mãos espalmadas no solo. Os joelhos estendidos apoiados também no solo. Verificar se o tronco do aluno não está desabado sobre os ombros. Solicitar, então, que ele se imagina empurrando o chão com as mãos e abrindo o peito para a frente, mantendo as costelas fechadas. Manter o tronco o mais afastado possível do chão. Pedir a inspiração e que na fase expiratória ele flexionará o quadril com os joelhos em extensão. Na próxima ex-

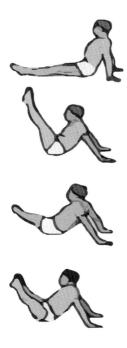

piração, os membros inferiores ativos e unidos devem realizar um semicírculo no ar, como se quisesse desenhar um arco-íris no horizonte (decoaptação dos membros inferiores estará presente), até que o movimento chegue à posição central da pelve. Volte com os membros inferiores até o centro da pelve. Repita o movimento descrito para o outro lado, estabilizando o tronco e a pelve.

Dicas mecânicas – como é muito avançado, o *Hip circles* pode ser facilitado com os cotovelos flexionados, apoiando-se então sobre os cotovelos e as mãos e antebraços ao lado do corpo.

Se tiver algum cisto ou dor/limitação que impeça a rotação externa do membro superior com as mãos flexionadas e apoiadas e dedos apontados para trás, pode-se então manter o apoio sobre a rotação interna do membro superior.

A prioridade do movimento deve ser a estabilização do tronco evitando a inclinação da pelve anteriormente, para tanto, é necessário, às vezes, iniciar o movimento com semicírculos menores.

No *Hip circles* estarão ativos, em contrações alternadas, os músculos reto do abdome, oblíquo interno e oblíquo externo, além do transverso do abdome para a estabilização do tronco. Iliopsoas, sartório, tensor da fáscia lata, reto femoral e pectíneo realizam a flexão e abdução do quadril, alternando-se com adutor magno, adutor longo, adutor curto e grácil, realizando a adução do quadril e os extensores do quadril: glúteos e isquiotibiais. O quadríceps manterá a extensão dos joelhos, enquanto o gastrocnêmio e o sóleo manterão a extensão dos tornozelos.

Grande dorsal, redondo maior e parte média do deltoide manterão a extensão dos ombros, enquanto o trapézio e o serrátil anterior em suas fibras inferiores auxiliarão na depressão das escápulas, e por fim o tríceps braquial manterá a extensão do cotovelo.

EXERCÍCIO 24 *Swimming*: nível intermediário

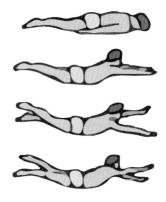

O *Swimming* é um exercício que trabalha toda a cadeia extensora da coluna vertebral.

Nesse exercício, enquanto os extensores da coluna se contraem, o movimento de um membro superior e o do membro superior oposto do corpo ocorrem de forma a simular um dos movimentos da natação.

Posição inicial – decúbito ventral com os membros superiores estendidos para a frente e acima da cabeça em 180º, palmas das mãos viradas para o solo, joelhos estendidos com os pés em flexão plantar, decoaptando membros superiores e inferiores para longe do centro do corpo. Evitar a anteversão pélvica por meio do transverso do abdome, oblíquo interno e oblíquo externo e reto do abdome. Elevar o tórax com a contração dos eretores da coluna, semiespinhal e *multifidus*, mantendo a cervical em neutralidade, olhando ligeiramente para cima e para frente, descrevendo a lordose cervical. Estender levemente os membros inferiores e superiores retirando-os do apoio do solo. Inspirar e, ao expirar, estender o membro superior direito e o inferior esquerdo, por meio da ativação do glúteo e dos isquiotibiais, o grande dorsal e redondo maior para a extensão do ombro. Alternar, de forma vigorosa, os membros superior e o inferior, mas com controle e fluidez entre leve extensão e flexão. Essa alternância se dará nos membros inferiores entre o reto femoral e iliopsoas, flexionando o quadril, glúteo máximo e isquiotibiais para sua extensão. Já para os membros superiores essa alternância se fará por meio do deltoide e peitoral maior, flexionando o ombro, grande dorsal mais o redondo maior para a extensão do ombro. O tríceps braquial manterá a extensão do cotovelo, enquanto o quadríceps manterá a extensão do joelho.

Gastrocnêmio e sóleo promoverão a manutenção da flexão plantar.

Dicas mecânicas – sendo esse exercício feito com parte da cadeia extensora e sabendo que temos no tronco a importante fáscia toracolombar, caso o indivíduo possua algum ponto de tensão nessa estrutura presumiremos que não haverá um movimento funcional de extensão do tronco.

Para tanto, podemos usar a flexibilização da cadeia anterior do tronco, colocando o indivíduo em decúbito dorsal sobre a bola suíça, com os cotovelos flexionados e as mãos atrás da cabeça, com apoio do calcanhar no chão, a fim de relaxarmos e construirmos uma informação proprioceptiva do movimento fundamental do tronco para a extensão, flexibilizando toda a região abdominal e torácica.

EXERCÍCIO 25 *Leg Pull Front*: nível avançado

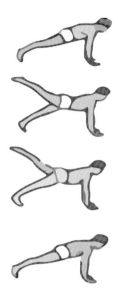

Posição inicial – aluno em posição de prancha apoiando as mãos e os dedos dos pés no chão, membros inferiores abduzidos no alinhamento da pelve, com o tronco elevado do solo pela contração efetiva dos eretores da coluna. Não permita a anteversão pélvica, de forma a aumentar a lordose lombar. As mãos se encontram diretamente sob os ombros, empurrando o chão e não caindo sobre ele. Ativar o serrátil anterior a fim de abduzir a escápula, atentando-se sobretudo para o não aparecimento de uma escápula alada. A incapacidade de estabilizar as escápulas diminui potencialmente o valor desse exercício. Estenda um dos membros inferiores ativando os músculos glúteo máximo e isquiotibiais, mantendo estabilidade pélvica. Por meio da contração do transverso do abdome, oblíquos interno e externo do abdome e reto abdominal, realizar extensão vigorosa do quadril com um dos membros inferiores, porém curta, repetida três vezes. Retornar à posição inicial com os músculos iliopsoas e reto femoral, controlando o apoio do pé novamente ao solo. Troque de perna e repita o movimento com o membro inferior oposto.

Durante o exercício, o tornozelo estará com o tibial anterior ativado para a dorsiflexão, o quadríceps manterá a extensão do joelho e o tríceps braquial manterá a extensão do cotovelo.

Dicas mecânicas – mantenha a pelve em posição neutra e estabilizada sem permitir que o aluno desabe sobre ela, aumentando a sobrecarga mecânica na lombar.

EXERCÍCIO 26 *Leg Pull* – nível avançado

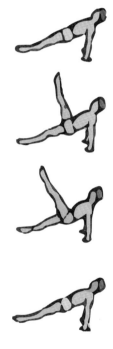

Posição inicial – o aluno deverá sentar-se sobre os ísquios, membros inferiores unidos à linha média e joelhos estendidos mantidos pela contração do reto femoral, pés em flexão plantar pela contração do gastrocnêmio e do sóleo. Ombros estendidos atrás do tronco em rotação externa com a ativação do grande dorsal, redondo maior e fibras posteriores do deltoide, mãos espalmadas no chão efetuando uma pressão contra ele e a extensão dos cotovelos estará assegurada pelo tríceps. Elevar a pelve do chão formando uma linha reta entre quadril e ombro, alinhar a cervical de modo a não anteriorizar a cabeça nem deixá-la em extensão. Solicitar a decoaptação axial da coluna por meio do afastamento das cristas ilíacas das últimas costelas, aumentando os espaços intervertebrais. Para a manutenção da posição inicial, temos a contração do transverso do abdome, oblíquos interno e externo do abdome, reto abdominal como estabilizadores anteriores do núcleo; e eretores da coluna (espinhal, longuíssimo, iliocostal), semiespinhal, *multifidus* para estabilizar o núcleo.

Inspirar e, ao expirar, flexionar um dos membros inferiores usando potencialmente os flexores de quadril: reto femoral, iliopsoas, tensor da fáscia lata, sartório e pectíneo. Solicitar ao aluno para decoaptar o membro inferior levando-o para longe e para cima, atendo-se para não haver hiperextensão de joelhos. Para que isso não ocorra, solicitar a contração concomitantemente do conjunto isquiotibiais e quadríceps, retornando à posição inicial. Alternar os membros inferiores.

Dicas mecânicas – usar potencialmente os glúteos, a fim de elevar e manter a pelve alta, mantendo também certa pressão dos pés contra o chão. Pressionar as mãos contra o chão para manter o tronco elevado, sem que caia o peso do tronco em direção ao chão.

Na flexão do membro inferior, ativar concentricamente os flexores de quadril e, no seu retorno, solicitar a ativação excentricamente, mantendo o lado oposto da pelve estabilizado e elevado. Enfatizar o abaixamento das escápulas com o uso dos seus depressores. Caso isso não aconteça, será fácil visualizar os ombros vindo na direção das orelhas. Portanto, devemos contrair as fibras ascendentes do trapézio juntamente com o serrátil anterior para deprimir a escápula (a contração isolada do trapézio tende a comprimir as escápulas uma contra a outra em adução e a contração isolada do serrátil anterior tende a produzir sua abdução, portanto a contração coordenada desses músculos tende a deprimir a escápula harmoniosamente). Já o trapézio e os romboides aduzirão a escápula.

EXERCÍCIO 27 *Side Kick Kneeling*: nível avançado

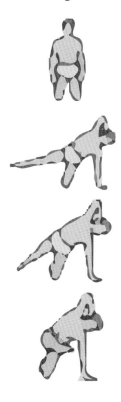

Grande trabalho dos flexores de coluna e glúteos do lado próximo ao chão.

Posição inicial – aluno ajoelhado com o tronco inclinado lateralmente e estabilizado utilizando a contração dos oblíquos internos e externos do abdome, quadrado lombar, eretores da coluna, semiespinhal, *multifidus*, reto do abdome e transverso do abdome. Apoiando uma das mãos ao solo, com os dedos voltados para longe do joelho e em rotação externa de ombro, a manutenção do ombro será dada pelas fibras médias do deltoide e supraespinhoso. Com a mão contralateral atrás da cabeça, manter perfeito alinhamento do tronco. Abduzir o membro inferior contralateral com a mão que está em contato com o solo, alinhando-o na altura do quadril usando glúteo médio, glúteo mínimo, sartório e tensor da fáscia lata. Inspirar e, ao expirar, flexionar o quadril, que já está em abdução, por meio da contração muscular dos retos femorais e iliopsoas. Com o tornozelo em dorsiflexão pela ação do tibial anterior, solicitar a extensão do quadril mantendo sua abdução por meio do glúteo máximo e isquiotibiais em flexão plantar de tornozelo pela contração do gastrocnêmio e sóleo, mantendo o joelho estendido sob a ação do quadríceps, sem perder a estabilidade do quadril. Atuam ainda como sinergistas do movimento: fibras inferiores de serrátil anterior e trapézio inferior e tríceps braquial, mantendo a extensão do cotovelo. Repita com o lado oposto.

Dicas mecânicas – decoapte o quadril abduzido como se fosse alongá-lo para longe do centro do corpo. A mão de apoio empurra o corpo para cima utilizando-se da energia cinética, não permitindo que o corpo caia sobre esse apoio, usando então uma força de ação (tocar o solo) e reação (o solo o empurra).

EXERCÍCIO 28 *Side Bend* – nível avançado

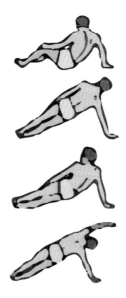

Excelente exercício de estabilização lateral do tronco, é complexo e plástico, muito bonito de ser visualizado quando bem realizado.

Posição inicial – instrua seu aluno para sentar-se em posição de sereia, com os quadris e joelhos flexionados, com um membro inferior à frente do outro. Uma das mãos apoiada ao solo com o cotovelo estendido, a outra mão estará paralela e apoiada junto ao tronco, solicitar que o aluno estenda os joelhos e quadris. A partir dessa posição, solicitar a elevação do quadril retirando-o do solo, mantendo os joelhos estendidos. Solicitar a inspiração e, ao expirar, que o aluno abduza o membro superior que estava paralelo ao tronco por cima da cabeça, alongando-o para longe, mantendo a coluna em posição neutra. Realizar o afastamento das costelas em relação às cristas ilíacas, mantendo o pescoço alongado ao longe, acompanhando o movimento da coluna, olhando para frente. Solicitar um novo ciclo respiratório e, ao expirar, o membro superior que estava em abdução deve ser levado em movimento circular pela frente do tronco, indo em direção ao solo, passando à frente do ombro que está apoiado ao solo, rotacionando o tronco. A unidade cervical deverá acompanhar a mão que se move, elevando ligeiramente a pelve em direção ao teto. Orientar o aluno que traga o ombro novamente em abdução acima da cabeça, também em movimento circular. Antes que o aluno repouse o quadril no solo, o ombro aduzirá em direção ao tronco, de forma que pare em 90 graus e se utilize bem das forças diametralmente opostas: um vetor de força na unidade cervical como se alguém tracionasse a cabeça do aluno em direção cefálica, sem perder o neutro cervical; outro vetor correrá de uma mão até a outra, decoaptando-as (a mão do solo empurrará o corpo para cima e a mão oposta realizará uma força de afastamento do centro); outro vetor é gerado nos membros inferiores, de forma que o aluno realize também o afastamento do tronco com relação aos pés. Terminar a adução do ombro posicionando-o novamente paralelo ao tronco e traga seus membros inferiores à posição inicial. Repetir do lado oposto.

Dicas mecânicas – às vezes vemos esse exercício sendo realizado de forma errônea, onde podemos observar flexão lateral da coluna gerando uma concavidade em direção ao chão. Para que seja realizado corretamente o *Side Bend*, devemos exigir o crescimento axial do aluno, sentindo-se então alongar as duas faces da coluna, direita e esquerda, mantendo ativado o afastamento das costelas das cristas ilíacas, mantendo a posição da coluna em neutralidade. Não permita a hiperextensão de cotovelo, acionando, assim, o conjunto muscular bíceps e tríceps braquial, empurrando o chão ao mesmo tempo, a fim de manter o tronco elevado do solo.

Ao manter o tronco na flexão lateral com o quadril elevado do chão, imaginar-se dentro de um tubo, onde nenhuma parte do seu corpo saia para fora desse tubo.

Para facilitar o exercício, afastar os pés do aluno, alargando assim a base de apoio. Já para dificultar o exercício e ser original ao método descrito por Joseph Pilates, os pés devem estar posicionados um em cima do outro.

Para a realização do *Side Bend* estarão ativos os seguintes músculos: oblíquo interno e externo do abdome, quadrado lombar, eretores da coluna, *multifidus*, reto do abdome e transverso do abdome para a manutenção da estabilização do núcleo. Realizando ou mantendo a abdução dos ombros: fibras médias do deltoide, supraespinhoso, peitoral maior em sua parte clavicular e as fibras inferiores do serrátil anterior e parte ascendente de trapézio, mantendo a depressão e a abdução das escápulas. O glúteo máximo e os isquiotibiais estendem o quadril, enquanto o glúteo médio e mínimo o abduzem. O quadríceps estenderá o joelho. Nos membros superiores o tríceps manterá a extensão dos cotovelos, enquanto o peitoral maior e o grande dorsal aduzem os ombros.

EXERCÍCIO 29 *Boomerang*: nível avançado

O *boomerang* é um excelente exercício para trabalho de equilíbrio e sobretudo de estabilização de núcleo, devido à dinâmica do corpo que se move no espaço, além do trabalho de coordenação de todo o corpo com vários movimentos e distribuição de massas diametralmente opostas, muito mais do que um exercício focado no fortalecimento.

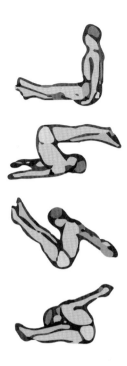

Posição inicial – sentado sobre os ísquios, últimas costelas e pelve neutra devem estar afastadas, membros inferiores estendidos cruzados e apoiados no chão, e pés em flexão plantar; membros superiores estendidos na lateral do tronco, com as mãos espalmadas no chão.

Inspirar e, ao expirar, flexionar os membros inferiores em direção ao teto, juntamente com o rolamento do tronco fluindo no movimento tirando o quadril do chão, levando os membros inferiores por cima da cabeça.

Atente-se para que, ao retirar os membros inferiores do chão, o movimento seja feito com o quadríceps e músculos do abdome, não permitindo que o abdome salte para fora, aplane-o, e ao estar com o quadril em direção ao teto afaste-o das últimas costelas.

Alternar o cruzamento dos tornozelos e começar a rolar de volta, levando o quadril em direção ao chão novamente. Ao mesmo tempo, flexionar o tronco, tirando-o completamente do chão, estabilizando-se então em um posicionamento do corpo formando em "V", levando os membros superiores esticados para trás do tronco com a palma das mãos voltada para dentro, alongando os membros superiores para longe. Delicadamente, estender os membros inferiores em direção ao chão, levando a cabeça em direção aos joelhos ou até onde sua flexibilidade permitir, enquanto os membros superiores seguem para a flexão e alongados ao longe, formando um C profundo. Desenrolar o tronco até se sentar sobre os ísquios, desenrolando vértebra por vértebra, posicionar as mãos no chão, alternar o movimento. Reto femoral, iliopsoas, sartório, tensor da fáscia lata e pectíneo para flexionarem o quadril, reto abdominal, oblíquo interno e oblíquo externo do abdome realizam o enrolamento do tronco. O transverso do abdome estabilizará a coluna vertebral, para o retorno do movimento os eretores da coluna controlarão a subida do tronco, junto aos oblíquos, glúteo máximo e isquiotibiais que manterão o quadril em extensão. Glúteo médio e glúteo mínimo atuarão na abdução do quadril, enquanto a adução será dada pelos músculos adutor magno, adutor longo, adutor curto e grácil. O quadríceps manterá a extensão dos joelhos, sóleo e gastrocnêmios, a flexão plantar.

Grande dorsal, redondo maior, fibras posteriores do deltoide, tríceps braquial serão fundamentais, enquanto os sinergistas serão necessários para a estabilização da metade superior do tronco junto ao solo.

EXERCÍCIO 30 *Seal*: nível intermediário

Seal é um excelente exercício para trabalhar a mobilidade dos rotadores externos que uma criança, por exemplo, sabe muito bem utilizar em seus agachamentos e ao longo da vida adulta acabamos perdendo bastante essa mobilidade. É um exercício lúdico, que envolve bastante coordenação motora, uma vez que, ao mudarmos o posicionamento sinestésico corporal, existirá novo ajuste do sistema nervoso central e do labirinto também, dificultando o movimento das batidas dos pés que existe na dinâmica desse exercício.

Trabalha também alongamento dinâmico dos extensores da coluna vertebral.

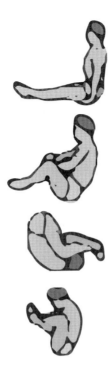

Posição inicial – sentar sobre os ísquios com os joelhos flexionados em direção ao tórax, quadris em abdução, estando então os joelhos abertos um pouco além da largura dos ombros; calcanhares unidos, mãos passando por dentro dos membros inferiores para abraçar os calcanhares, segurando o lado de fora do respectivo pé, coluna neutra com as costelas afastadas das cristas ilíacas. Levantar os pés do chão e manter-se estabilizado sobre os ísquios, bater a planta dos pés uma contra a outra, três vezes. Inspirar e ao expirar rolar o tronco para trás em direção ao chão, firmando o movimento de "C" da coluna vertebral. Levar os pés acima da cabeça (quadril em direção ao teto) e bater sua planta 3 vezes e desenrolar o tronco até se sentar sobre os ísquios com os pés altos do chão, batendo-os outras 3 vezes.

Dicas mecânicas – ao rolar o tronco para trás, fazê-lo de modo que a lombar se posicione primeiramente no chão, por meio de uma ligeira inclinação do púbis ao umbigo, sem o *imprint* da coluna lombar. Ao descer o quadril em direção ao chão para sentar-se novamente, procurar posicionar primeiro a coluna torácica, a fim de trabalhar a perfeita mobilização.

Manter o aplanamento do abdome durante a execução.

Para retornar ao movimento de subida do tronco com a parada sobre os ísquios, usar os extensores do quadril, facilitando assim essa volta.

Os músculos reto do abdome, oblíquo interno e oblíquo externo e transverso atuam como flexores do quadril e estabilizadores da coluna vertebral, já o reto femoral e o iliopsoas atuarão exclusivamente para a flexão do quadril. Os responsáveis pela manutenção da abdução do quadril são o glúteo médio e o mínimo.

Fibras anteriores do deltoide, peitoral maior (fibras da parte clavicular), enquanto bíceps braquial, tríceps e braquial mantém a estabilidade de todo o movimento.

EXERCÍCIO 31 *Crab*: nível avançado

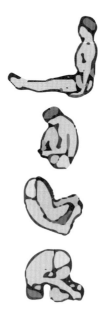

O *Crab* é um dos exercícios que trabalha bem a rotação externa do quadril, movimento esse que ao longo dos anos perdemos sua mobilidade plena. Inclui um alongamento dinâmico dos extensores da coluna. É desafiador perante o controle corporal na execução perfeita sem que não haja nenhum desequilíbrio, uma vez que, quando o corpo rola no chão, ao seu retorno o apoio é feito da cabeça ao solo, mantendo assim uma pequena base de apoio.

Posição inicial – sentar sobre os ísquios com os joelhos estendidos e membros superiores ao longo do corpo, então flexionar os joelhos e quadris trazendo-os junto ao corpo cruzando um tornozelo à frente do outro. Segurar cada pé com a mão oposta, cotovelos ligeiramente flexionados. Coluna neutra, costelas afastadas das cristas ilíacas, apoio sobre os ísquios. Retirar os pés do solo. Inspirar e, ao expirar, rolar em um perfeito "C", com a coluna para trás, até a coluna torácica alta, enquanto pés e quadril estarão acima da cabeça.

Trocar o posicionamento dos membros inferiores e voltar rolando para frente passando pela posição inicial sobre os ísquios. Avançar em enrolamento do tronco até tirar o apoio dos ísquios do solo, apoiando-se então sobre os joelhos, e a cabeça em seu alcance mais cranial. Essa passagem se dá de forma fluída, harmoniosa e muito bem equilibrada, a fim de evitar possíveis lesões por falta de controle corporal.

Dicas mecânicas – durante o movimento de rolar, manter a coluna em perfeito "C" usando os abdominais, formando essa curva desde a esfera da cabeça até a esfera do cóccix. Manter o abdome aplanado, não permita que esse seja expulso para fora. Usar os flexores de quadril a fim de potencializar o movimento dos membros inferiores fora do chão, enquanto as coxas estão próximas do tórax. Concentrar-se em usar os extensores de quadril para afastar as coxas do tórax enquanto estiver retornando o rolamento, passando então pela posição inicial. Controlar cuidadosamente a força e a velocidade do movimento para passar do apoio dos ísquios para o apoio dos joelhos e principalmente para realizar o apoio da cabeça no chão. O apoio do topo da cabeça ao chão deve ser sutil, a fim de evitar compressões na região cervical.

Biomecânica dos 34 exercícios do Mat Pilates

Toda essa ação será realizada pelos músculos: reto do abdome, oblíquo interno e oblíquo externo do abdome, transverso do abdome flexionando e estabilizando a coluna vertebral. Reto femoral e iliopsoas flexionam o quadril, enquanto glúteo máximo e isquiotibiais o estendem. Além do glúteo máximo, piriforme, obturador interno, obturador externo, gêmeo superior e gêmeo inferior e quadrado femoral são sinergistas para a manutenção da rotação externa do quadril bilateralmente. Atuam no movimento ainda os isquiotibiais para manter a flexão dos joelhos; o grande dorsal e redondo maior para estenderem o ombro; enquanto os bíceps mantêm e controlam a flexão do cotovelo.

EXERCÍCIO 32 *Rocking*: nível avançado

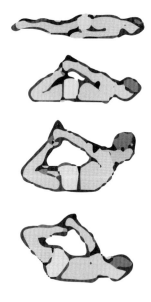

Esse exercício se torna perfeito quando precisamos flexibilizar a cadeia anterior, trabalhar o fortalecimento de paravertebrais, glúteos e abertura dos ombros (peitorais). Também mobiliza a coluna vertebral em extensão para construir um movimento fundamental de tronco em perfeito "C", assim como na visão da extensão de coluna. Ótimo exercício para utilizarmos em sua fase preparatória, a fim de rompermos a cinesiofobia para a extensão da coluna vertebral.

Posição inicial – decúbito ventral, joelhos flexionados e unidos, com cada uma das mãos segurando o pé do mesmo lado. Estender a cabeça em extensão axial, também serão elevados o tórax e os joelhos do solo.

Construir o movimento fundamental do tronco de forma que abra o peito em direção ao chão, como se o peito de seu aluno fosse faróis iluminando ao longe e acima. Inspirar e ao expirar balançar o corpo para frente e para trás, a cabeça mantém-se elevada com a manutenção da lordose cervical, porém essa não se movimenta durante o balanço.

Dicas mecânicas – para facilitar o exercício, quando se quer somente flexibilizar a cadeia flexora ou anterior do tronco, evitar o balanceio do corpo, solicitando somente a extensão axial pela cabeça, união dos membros inferiores e a construção do movimento fundamental do tronco em extensão. Não permitir que a extensão do tronco se concentre na terceira vértebra lombar. Usar os extensores do quadril para levantar um pouco mais os joelhos do chão e assim começar a fazer o balanço, o movimento é semelhante ao que os nadadores usam quando nadam estilo borboleta. A ação principal dos eretores da coluna (espinhal, longuíssimo, iliocostal), semiespinhal e *multifidus* é estender a coluna vertebral, enquanto a do glúteo máximo e dos isquiotibiais é estender o quadril. Os retos abdominais, o oblíquo interno e oblíquo externo do abdome e o transverso do abdome atuam como estabilizadores do movimento. Os isquiotibiais são os responsáveis pela flexão dos joelhos. Grande dorsal, redondo maior e fibras posteriores do deltoide farão a extensão dos ombros, e toda a musculatura acessória dos membros superiores serão flexibilizadas no exercício.

EXERCÍCIO 33 *Control Balance*: nível avançado

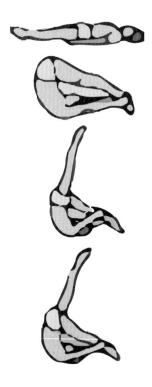

Control balance é um exercício que desafia o equilíbrio em posicionamento corporal nada usual. Trabalha muita coordenação e controle muscular de abdominais e extensores de coluna, flexores de quadril de um membro inferior e extensores de quadril do membro inferior oposto, sem que se perca o equilíbrio necessário para a manutenção da posição construída. Desenvolve ótima flexibilização para os isquiotibiais e flexores de quadril.

Posição inicial – decúbito dorsal, membros inferiores esticadas e apoiadas no chão, bem como membros superiores ao lado do corpo. Flexionar o quadril a 90° em direção ao teto, sem que haja expulsão do abdome para fora, aplaná-lo adentro. Continuar elevando os membros inferiores, com os pés direcionados acima e atrás da cabeça, em direção ao chão. Levar as mãos aos tornozelos. Afastar as cristas ilíacas das costelas o quanto puder.

Inspirar e, ao expirar, manter um pé segurando-o próximo ao chão enquanto estende o membro inferior oposto com o joelho esticado em direção ao teto, com flexão plantar em uma posição mais vertical possível sem deixar o quadril desalinhar. Alternar os membros inferiores usando a potencial força do glúteo. Retornar à posição inicial rolando a coluna sobre o chão vértebra por vértebra.

Dicas mecânicas – quando os membros inferiores estiverem acima da cabeça e o quadril para o alto, lembrar de afastar as cristas ilíacas das costelas, imaginar levando o cóccix em direção ao teto. Ao elevar um membro inferior em direção ao teto, concentrar-se em utilizar a potência máxima dos glúteos, a fim de alinhar o membro inferior com a pelve. Utilizar os flexores do ombro para manter embaixo o tornozelo do membro inferior que está próximo ao solo, para auxiliar a estabilidade do exercício.

Aqui temos a ação de praticamente todos os músculos corporais para a realização correta do movimento, entre eles: reto abdominal, oblíquo interno e oblíquo externo do abdome como flexores da coluna vertebral; eretores da coluna (espinhal, longuíssimo, iliocostal) e semiespinhal como extensores da coluna vertebral; glúteo máximo e isquiotibiais como extensores do quadril. Como estabilizadores: transverso do abdome, reto femoral, iliopsoas, quadríceps femoral, gastrocnêmio e sóleo. Além das fibras anteriores do deltoide e peitoral maior em sua parte clavicular realizando os movimentos de flexão de ombro.

EXERCÍCIO 34 *Push Up*: nível avançado

Exercício em que pode ser usado para o início de uma aula de Mat Pilates, transferindo o aluno da posição em pé para a deitada, flexibilizando o tronco, sobretudo os músculos isquiotibiais, os quais são famosos pela potente tensão em muitos dos alunos e também se tornam muito úteis para ser usado finalizando a aula. Terminar então em posição bípede, como o próprio Joseph Pilates acreditava ser a dinâmica de uma aula, onde se inicia na posição deitada, passa-se para a posição de sedestação e por último bipedestação.

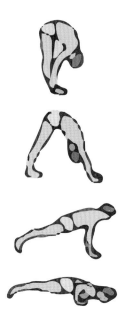

Posição inicial – em pé, pés afastados na linha do quadril em perfeito alinhamento da espinha ilíaca anterossuperior com o meio da patela e segundo dedo do pé. Flexionar a coluna em direção ao chão, partindo da ligeira flexão da cervical, torácica, imaginando, nesse momento, ter uma barra sob as costelas e o tronco superior passando por cima dessa barra. Então, vá descendo até apoiar a palma das mãos no chão, continuar o exercício caminhando com as mãos para frente até que o quadril se mantenha alinhado em inclinação leve com os ombros, como em um posicionamento de prancha. Transferir o peso do corpo para os membros superiores e atentar-se para a lombar não ficar sobrecarregada, ativando os músculos do abdome. Realizar 3 flexões de cotovelo, mantendo-o paralelo ao tronco. Voltar caminhando para trás com as mãos no chão até próximo dos pés, flexibilizar a coluna e desenrolar o tronco vértebra por vértebra, até se posicionar em pé novamente.

Dicas mecânicas – estando no posicionamento de prancha, utilizar o serrátil anterior, a fim de manter as escápulas afastadas, empurrando o chão.

Caso haja encurtamento de isquiotibiais, flexionar os joelhos, a fim de alcançar as mãos no chão, e depois estendê-los novamente quando mover as mãos para frente, atingindo o posicionamento da prancha. Aplanar o abdome para evitar a hiperextensão da lombar e atentar para sua estabilização. Utilizar os extensores de quadril para manter a pelve estabilizada.

CAPÍTULO **11**

Biomecânica do Pilates nos aparelhos

Mecânica dos aparelhos propostos por Joseph Pilates

Precisamos entender a genialidade de Joseph Pilates, primeiro esqueçamos essa ideia antiga que temos de que ele desenvolveu seus principais quatro aparelhos aleatoriamente. Cada um dos aparelhos criados por Joseph Pilates é um verdadeiro emaranhado físico, cheios de vetores de forças, forças elásticas, roldanas e neste texto vou tentar explicar no contexto físico cada uma dessas suas máquinas.

É importante que conheçamos com quais forças estamos lidando em cada um dos aparelhos para que possamos otimizar cada exercício de nossa aula, tirando dele o máximo da capacidade física que cada instrumento pode oferecer.

Por questões didáticas modularei este texto, explicitando a mecânica dos exercícios por cada aparelho separadamente.

Reformer

História do *reformer* dentro do método Pilates

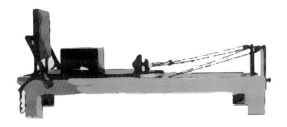

Joseph Pilates acreditava que realizar exercícios na posição horizontal era útil para o alívio do estresse e tensão das articulações, alinhamento do corpo e mudando as forças gravitacionais nas várias posições. Aliás, ele sempre começava suas aulas com o aluno na posição deitada, pois seguia a lógica dos movimentos que realizamos durante o dia, acordamos deitados.

Tradicionalmente, existem mais de 100 movimentos criados para o *reformer*.

O *reformer* é peça central e o primeiro aparelho desenvolvido por ele.

Segundo Pilates, ao treinar com uma carga externa (molas do *reformer*), o movimento humano tornar-se-ia mais eficiente e harmonioso para quando retirássemos a carga, ou seja, na sua condição habitual. Além disso, a resistência oferecida incentiva uma adaptação mais rápida do sistema neuromuscular. Lembrar sempre que os aparelhos podem facilitar ou dificultar os exercícios.

Originalmente, Pilates chamou a máquina de Universal Reformer. *Reformer* porque "reformava" todo o corpo e "universal" porque poderiam ser feitos todos os movimentos possíveis de se imaginar (em todos os planos de movimento). Diz também a história que esse equipamento teve como inspiração uma cama onde lhe foram adicionadas molas, para reabilitar soldados feridos na guerra.

Física do *reformer*

No *reformer* lidamos com várias forças físicas atuantes. Quando falamos das molas existentes embaixo do carrinho estamos lidando com a energia potencial elástica (EPOL).

Ao esticarmos uma mola ou um elástico, sabemos que quando soltarmos esse tenderá a voltar a sua posição neutra (ou comprimento inicial). Isso acontece devido à energia que fica armazenada na mola, na medida em que ela é esticada ou comprimida. A essa energia damos o nome de energia potencial elástica, que é representada pela seguinte fórmula física:

$$E_{pe} = \frac{k \cdot x^2}{2}$$

Onde k é a constante elástica da mola e x a distensão ou compressão em relação à sua posição natural.

É claro que a EPOL pode ser uma força somatória, logo quanto mais molas posicionamos embaixo do *reformer* mais difícil se tornará o exercício.

O *reformer* é também reconhecido fisicamente como uma máquina de força simples, que se utiliza de roldanas para facilitar a execução de um trabalho (variação de energia). A roldana do *reformer* é acionada por uma corda que está posicionada em um eixo central, transferindo movimento e energia para o exercício que se deseja realizar.

Com as roldanas lidamos com dois tipos de forças:

Força potente – força aplicada para mover o corpo físico, no caso, o aluno.

Força resistente – proporcional à massa do aluno.

Na roldana fixa do *reformer*, o eixo central é preso ao suporte de tal forma que se estabeleça um equilíbrio entre as duas forças, assim a força potente (P) e a força resistente (R) são iguais:

$$P = R$$

Uma roldana fixa, como a do *reformer*, facilita a realização de um esforço por mudar a direção da força que seria necessária para facilitar o trabalho que no *reformer* puxamos para baixo. As roldanas fixas somente alteram a direção e o sentido da força, mas não sua amplitude, proporcionando vantagem mecânica para o trabalho, somente modificam sua direção deixando-o mais cômodo, ou seja, invertem o sentido da força de cima para baixo em uma das extremidades da corda. A polia transmitirá a carga para levantá-la com uma força de baixo para cima. No *reformer*, quando realizamos um exercício onde aproximamos o carrinho da roldana abaixando a extremidade da corda com as alças do *reformer* nos pés, o exercício não se torna mais difícil. Devido à inversão de força realizada pela roldana, é muito mais confortável realizarmos esse exercício no *reformer*, pois o faremos com os isquiotibiais, do que realizarmos no solo, onde faríamos com a força dos retos abdominais, pela inversão das forças realizada pelas roldanas.

Isso posto, vamos à descrição mecânica de alguns exercícios no *reformer*.

Exercícios no *reformer*

Footwork toes

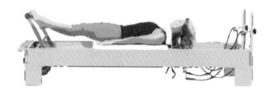

Posição inicial – em decúbito dorsal deitado sobre o carrinho com os antepés apoiados na barra, pernas em *tabletop* (90º de flexão de joelhos e quadris) e membros superiores ao longo do corpo, coluna neutra ideal e calota craniana apoiada sobre o encosto de cabeça.

Solicitaremos ao aluno que empurre o carrinho com a ativação dos glúteos, isquiotibiais e extensores plantares (tríceps sural) com controle e sem permitir a hiperextensão dos joelhos e que volte à posição inicial com o quadríceps. É muito importante o princípio da concentração para a utilização dos músculos corretos. As patelas devem ser trabalhadas nas linhas de padrão rotacional, ou seja, patelas rodadas em rotação interna, acionamento constante do glúteo. Esse acionamento deverá partir da cabeça do fêmur até o alinhamento das patelas com a linha média. Já com as patelas posicionadas em rotação externa solicitaremos a ação dos músculos adutores, também a partir da cabeça do fêmur, ou seja, os pés não rodam em nenhuma das situações anteriores, somente o fêmur.

O objetivo da série dos *footworks* é a organização dos pés, fundamental para o equilíbrio estático, marcha e para toda a construção da postura, já que a tíbia leva sozinha o peso do corpo ao pé e é menos provida de músculos, enquanto a fíbula conduz a maior parte dos músculos que seguem até o pé. Os fibulares passam por detrás dos maléolos e realizam, por direcionamento, trações para trás e para fora. Para que essas trações musculares não gerem o deslocamento gravitacional para fora, o retropé se basculará em direção ao hálux, contribuindo para a formação do arco anterior do pé.

Em contrapartida, todas as trações sobre a cabeça femoral acionam o polígono de sustentação e asseguram, ao mesmo tempo, a flexão e extensão, além da tração de inversão da rotação externa dada pelos glúteos. O sartório será responsável por girar a tíbia em rotação interna colocando os tibiais em ação, levando o pé para a adução. O quadril girará para fora e essa sincronia mecânica muscular, sartório, tibiais e fibulares que são condutores do movimento, gera um tensionamento de todo o membro inferior, mantendo sua forma, organizando a flexão e extensão do quadril, joelho e tornozelo, sendo a responsável pela formação do arco longitudinal do pé. Em resumo, o mecanismo de enrolamento dos metatarsos do primeiro ao quinto constitui a formação do arco anterior do pé. Já o arco longitudinal (arco plantar) é formado pela mecânica de tensionamento do arco anterior e pelo sistema de flexão-extensão-torção que reduz a ação do arco anterior, alinhando e organizando os pés.

Quando os pés recebem a descarga da massa corporal, eles têm a função de amortecimento. Uma vez em bipedestação, as trações musculares partem do pé que transformam a energia gravitacional em energia cinética, sendo os músculos responsáveis por esse armazenamento de energia em suas fibras. Uma vez solicitada a contração muscular, as fibras agem como molas propulsoras do movimento.

Fisicamente, a energia é a capacidade de realizar trabalho. A energia cinética é aquela que um corpo adquire quando está na dinâmica e depende de duas grandezas matemáticas, a massa (m) e a velocidade (v) do corpo em movimento, sendo representada pela seguinte fórmula:

$$E_c = \frac{mv^2}{2}$$

A energia potencial é aquela que o corpo armazena quando está a certa distância de um referencial de atração gravitacional ou associada a uma mola (músculo). Durante a marcha, os pés estão sobre a atração da força gravitacional, logo armazenando energia potencial. Quando falamos em energia estamos diante de dois casos especiais: a energia potencial gravitacional (gravidade) e a da força elástica (contração dos músculos).

1. Energia potencial gravitacional (EPG) Epg = m.g.h.
2. Energia potencial elástica (EPOL).

Conhecendo a física entendemos a importância de respeitarmos a sincronia muscular que nos rege. Os pés são as molas propulsoras e organizarmos os arcos plantares contribui para a melhor utilização das forças físicas e mecânicas que nos regem.

Joseph Pilates, na série dos *footworks*, exigiu de forma bem inteligente que essa sincronia muscular fosse trabalhada, não permitindo em suas aulas de forma alguma a desorganização dos pés. E nos *footworks* usou muito bem a aplicabilidade da EPOL para, por meio da extensão e flexão dos quadris e joelhos, organizar e até tratar os pés.

Nem preciso citar a importância fundamental dessa série, uma vez que muitas lesões corporais musculoesqueléticas ascendentes podem surgir de uma má organização plantar. Nos idosos, esse trabalho torna-se fundamental para a prevenção de quedas.

Footwork toes V position

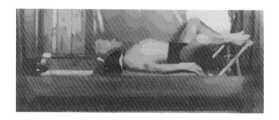

Posição inicial – em decúbito dorsal, deitado no carrinho, pernas em *tabletop* e pés em *V position* apoiado na barra, membros superiores ao longo do corpo, lembrando aqui que pés em *V position* saem da cabeça do fêmur com ativação glútea. A rotação externa dos membros inferiores gera a ativação glútea, porém essa rotação não pode passar de um punho de distância. Solicitamos que o aluno estenda o quadril e os joelhos com os glúteos e isquiotibiais em flexão plantar com tibial posterior e fibulares (curto e longo), flexores do hálux e dos dedos e voltar o carrinho com o quadríceps, tibial anterior e extensores do hálux e dos dedos. Estamos aqui colocando em ênfase o controle do trabalho do arco plantar. Evitar compensações em pés, tornozelos e joelhos para não desorganizar o movimento. O corpo se alonga por meio do afastamento das cristas ilíacas das últimas costelas.

Footwork tendon strech

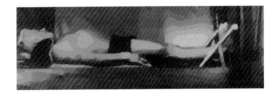

Posição inicial – aluno em decúbito dorsal com quadril e joelhos em extensão, antepé apoiado na barra com os membros superiores ao longo do corpo. Solicita-se a flexão plantar para flexibilização do sóleo e gastrocnêmio, fibulares curto e longo, flexor do hálux e dos dedos. Evitar a hiperextensão dos joelhos para não sobrecarregar os ligamentos e a cartilagem dos joelhos. Solicitamos então leve contração do conjunto muscular quadríceps e isquiotibiais para evitar essa extensão extrema dos joelhos. Não podemos esquecer de nenhum conceito citado nos exercícios anteriores: linhas rotacionais dos joelhos ativadas, decoaptação da cabeça do fêmur, afastamento das cristas ilíacas das últimas costelas. No teste de flexão em pé (TFP), se o aluno apresentar diminuição do ângulo tibiotársico durante o TFP, os músculos encontrar-se-ão encurtados, sendo o tríceps sural o responsável pela alteração de ângulo e justamente a flexibilização dele que é realizada neste exercício.

One leg

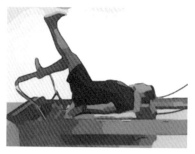 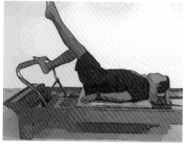

Posição inicial – aluno em decúbito dorsal com os pés apoiados na barra em ponta, membros inferiores em *tabletop*, braços ao longo do corpo, calota craniana apoiada no encosto de cabeça. Solicitamos para aluno retirar um dos pés da barra estendendo o joelho com a ação do quadríceps e o tornozelo com a ação dos fibulares e extensores dos dedos, com a decoaptação da cabeça do fêmur, além da patela e pé alinhado. O exercício consiste em empurrar o carrinho com os glúteos e isquiotibiais estendendo o joelho e retornar o carrinho com a contração excêntrica do quadríceps. É importante o acionamento dos músculos corretos para a execução do exercício. O membro inferior que está em extensão de joelho e flexão de quadril ficará sob a ação dos flexores do quadril em isometria, de modo que a pelve continue em posição neutra e o joelho não hiperestenda. Lembrar que, segundo Lolita San Miguel, a série dos *footworks* é especificamente para o trabalho da nossa base, portanto nenhuma compensação com os pés poderá ser permitida.

Semi circle

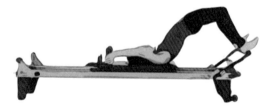

Exercício típico da mobilidade lombar e quadril. Foi um exercício desenvolvido por Clara, e aqui o descrevo em sua forma avançada.

Posição inicial – aluno em decúbito dorsal com os membros superiores estendidos acima da cabeça e as mãos apoiadas nos encostos de ombro. Ele se posiciona para baixo no carrinho, de modo que só a cintura escapular baixa fique apoiada nele, pés apoiados na barra. O exercício inicia-se com o o aluno realizando ligeira inclinação da pelve em direção ao umbigo, subindo em uma ponte com ação dos glúteos e isquiotibiais para a manutenção da posição inicial. Em seguida, solicita a descida do glúteo em direção ao solo concomitantemente com a extensão dos joelhos até 90° usando toda a mobilidade lombar e pélvica para que isso ocorra. É importante que o aluno não sinta desconforto, começando com mobilizações menores. O exercício é otimizado pelo apoio torácico no carrinho que evita, dessa forma, a projeção da caixa torácica, isolando a parte inferior do tronco. Solicitar ao aluno para tirar o carrinho do repouso pedindo a extensão dos joelhos com o quadríceps e para levar os glúteos em direção ao solo, seguindo de ligeira inclinação do púbis ao umbigo com os músculos abdominais e ação maior dos glúteos, além dos extensores da coluna para elevar a coluna e o quadril até alinhá-lo com os joelhos novamente, voltando o carrinho com os flexores do joelho. Os joelhos caminham em direção ao abdome antes que a coluna desça e em seguida o círculo é invertido, excelente exercício para mobilizar a coluna lombar no plano sagital, exige ainda a liberdade da cadeia muscular de flexão do tronco e do músculo psoas para que a pelve realize o movimento de forma harmônica. Além da necessidade de os músculos acessórios da metade superior do tronco terem boa flexibilização para suprir a necessidade do exercício em comprimento muscular, o músculo principal desse grupo seria o grande dorsal, que em muitos alunos se encontra encurtado. A cada círculo realizado devemos solicitar o afastamento das cristas ilíacas das últimas costelas, excelente exercício para que o aluno descubra como fazer esse afastamento, pois de novo estamos com a torácica fixa. Pode haver necessidade da flexibilização desses músculos citados anteriormente antes da execução do exercício. Exercício muito eficaz para o aumento dos espaços articulares lombares e dorsais.

Long stretches (elephant)

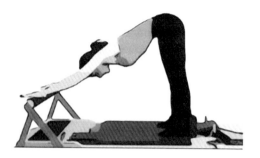

O movimento solicitado será o de aproximação do tronco em direção aos membros inferiores.

Posição inicial – o aluno em pé sobre o carrinho, com as mãos e punhos em posição neutra apoiada. No caso, a mão na barra sem permitir a hiperextensão dos cotovelos, acionando em força isométrica o conjunto bíceps/tríceps, onde os olécranos internos deverão estar direcionados um ao outro. Com o quadril em flexão e os joelhos em extensão, sem permitir seu excesso de extensão atuando nos músculos de extensão do quadril: glúteos, além do gastrocnêmico e sóleo para a manutenção da posição inicial dos joelhos, e pés completamente apoiados no encosto de ombros e alinhados, de maneira que o segundo dedo do pé esteja alinhado com a espinha ilíaca anterossuperior e a linha média da patela.

Solicitar que o aluno empurre o carrinho com a ativação dos músculos da cintura escapular, que será solicitada da seguinte forma: começamos essa ativação por meio do serrátil, para alunos retificados, com o ar da inspiração sendo levado até as costas. Já para os hipercifóticos, solicitamos que o ar da inspiração seja direcionado ao peito. Com a mesma posição dos cotovelos solicitamos que as escápulas sejam guardadas nos bolsos da calça e que o aluno empurre a barra do *reformer*, ainda sem mover o carrinho, à frente, com ligeira força que deve partir dos seus ombros, decoaptando-os. Em seguida, solicitamos que os olécranos internos do cotovelo devem estar voltados uns para os outros, sem que ocorra o desalinhamento das mãos. Todo o conjunto de ações organizadoras partem do ombro e o aluno ainda deve ser capaz de manter uma contração efetiva nas axilas, parecida com aquela força que fazemos para segurar um termômetro quando estamos mensurando a temperatura corporal. Evitamos a qualquer custo a hiperextensão dos cotovelos, pedindo a contração do conjunto bíceps e tríceps para que ele não se encontre relaxado, a fim de não sobrecarregar as articulações epicondilianas. No momento em que todas essas forças da cintura escapular estiverem acionadas, permitimos que ele tire o carrinho do repouso, mantendo a coluna neutra, até o limite da sua capacidade de alongamento. Além da cintura escapular, solicitamos ainda a ação dos glúteos e isquiotibiais para o deslocamento do carrinho. Observamos atentamente o exercício, pois, devido ao seu nível de complexidade, é muito fácil o desalinhamento do aluno. Na volta não podemos permitir que o aluno aumente seu ângulo tibiotársico, flexione o joelho ou ainda perca a pelve neutra ideal.

Mermaid (sereia)

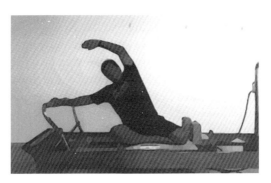

Posição inicial – sentado sobre os ísquios, de frente para o instrutor, que estará ao lado do *reformer*, logo o aluno encontrar-se-á sentado de lado sobre o carrinho. O ombro estará posicionado sobre a barra em abdução de ombro com punho em posição neutra e mão apoiada na barra. A mão em perfeito alinhamento com a linha do ombro.

A mão em nenhum dos exercícios deverá estar apoiada na barra, segundo o Pilates Clássico, mas poderá estar com os dedos flexionados, os quais devem permanecer em extensão e sem nenhum tipo de compensação, devendo estar paralelos e organizados. O membro inferior ao lado da barra estará posicionado da seguinte forma: em abdução e rotação externa de quadril, 90º de flexão de joelhos com o pé apoiado na coxa contralateral que estará em rotação externa e 90º graus de flexão de joelho. Esse posicionamento deve permitir que o aluno mantenha os ísquios apoiados no carrinho para o início do exercício.

Solicitamos que o aluno empurre o carrinho para a frente com ligeira força que deve partir dos seus ombros, decoaptando-os. Em seguida, solicitamos que o olécrano interno do cotovelo deva estar voltado internamente, sem que ocorra o desalinhamento das mãos. Todo o conjunto de ações organizadoras partem do ombro, e o aluno ainda deve ser capaz de manter uma contração efetiva nas axilas, parecida com aquela força que fazemos para segurar um termômetro quando estamos mensurando a temperatura corporal. Evitamos a qualquer custo a hiperextensão dos cotovelos, pedindo a contração do conjunto bíceps e tríceps para que o cotovelo não se encontre relaxado, a fim de não sobrecarregar as articulações epicondilianas. O ombro contralateral estará abduzido a 180º, com o cotovelo levemente flexionado, desenvolvendo um semiarco no ar. Esse membro superior deverá fazer força direcionada a partir do ombro, decoaptando-o, e realizando um movimento de pistão (abaixamento da escápula), a fim de a mão manter força em direção ao horizonte e para cima em direção à barra.

Leve inclinação do tronco em direção à barra também. É de suma importância que ele não leve o ombro em direção à pelve e isso pode ser evitado com o afastamento das costelas das cristas ilíacas, então estaremos ativando as cadeias musculares de flexão e extensão de ambos os lados. O posicionamento dos membros inferiores também não pode ser alterado, a força deve ser sentida dos dois lados do tronco. Da mesma forma que solicitaremos uma força de abertura na cintura escapular para alunos hipercifóticos, com o ar inalado direcionado para o peito, e uma força de arredondamento sem a aproximação dos ombros para alunos retificados, de forma que o ar inalado seja conduzido para as costas.

Stomach massage

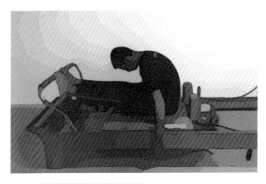

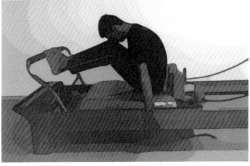

Posição inicial – o aluno deverá estar sentado nos ísquios sobre o carrinho, o tronco deverá estar ligeiramente inclinado para a frente com as mãos apoiadas na borda do carrinho, os joelhos devem estar flexionados com os dedos e antepé apoiados na barra do *reformer*. Em seguida, solicitamos ao aluno que estenda os joelhos, acionando bíceps/tríceps para que não ocorra hiperextensão dos joelhos, e o quadril usando os isquiotibiais, o tríceps sural. A partir daí é solicitado que o aluno traga em flexão dorsal os calcanhares, de forma que ele passe por debaixo da barra do *reformer*. Nesse momento, temos que estar muito atentos para que o aluno não perca a pelve neutra, voltando à posição inicial com a ação do quadríceps e tibial anterior. A coluna vertebral deve ter ligeira inclinação do começo ao fim do exercício, desenvolvendo o C do movimento fundamental do tronco, e ela não pode se movimentar.

Down stretch

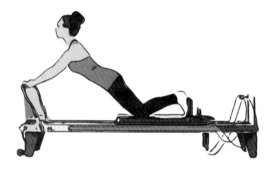

Nesse exercício, devemos prestar bastante atenção ao movimento fundamental do tronco em extensão descrito por Madame Piret e Bézièrs, pois é muito comum o aluno realizar extensão aumentada na lombar como forma de compensar a falta de movimento restante das outras curvaturas vertebrais.

Posição inicial – o aluno deve estar ajoelhado sobre o carrinho, as mãos apoiadas sobre a barra e os pés sobre o carrinho, de forma que os pés inteiros fiquem totalmente apoiados com sua face plantar nos encostos de ombro. Nesse posicionamento, as colunas torácica e lombar estarão em extensão. Deve-se solicitar que o aluno ative os vetores de força que regem a cintura escapular e comece a empurrá-la, com essa ativação, para a frente com ligeira força que deve partir dos ombros, decoaptando-os. Em seguida, solicitamos que o olécrano interno do cotovelo deva estar voltado internamente, sem que ocorra o desalinhamento das mãos. Todo o conjunto de ações organizadoras partem do ombro, e o aluno ainda deve ser capaz de manter uma contração efetiva nas axilas, parecida com aquela força que fazemos para segurar um termômetro quando estamos mensurando a temperatura corporal. Evitamos a qualquer custo a hiperextensão dos cotovelos, solicitando a contração do conjunto bíceps e tríceps para que o cotovelo não se encontre relaxado. Para não sobrecarregar as articulações, a força também deverá estar ativada em glúteos e isquiotibiais. Voltamos o carrinho com o controle do psoas. Devemos tomar muito cuidado com esse exercício para os retificados dorsais, a fim de não proporcionar mais retificação dorsal e aumento de pressão na lombar.

Arm series

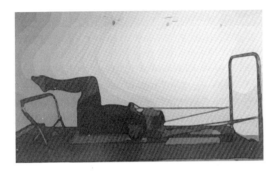

Posição inicial – o aluno estará em decúbito dorsal, coluna neutra e calota craniana apoiada sobre o suporte de cabeça do *reformer*, com as pernas em *table top* e os pés em flexão plantar, os cotovelos em extensão e pronação evitando a hiperextensão, ombros em 90° de abdução com o movimento de pistão ativado, punhos essencialmente em posição neutra com as mãos somente apoiadas nas alças de braço, sem envolvê-las com os dedos, realizando sua flexão. Não podemos deixar os alunos com os membros inferiores relaxados, os vetores de força do quadril e joelhos devem estar acionados, e solicitamos a força organizadora da cintura escapular como se o aluno fosse tracionado pelos membros superiores direcionados um para cada lado. Então pedimos a adução dos membros superiores trazendo-os em direção ao tronco ativando os adutores: peitoral maior, grande dorsal e redondo maior.

Rowing front

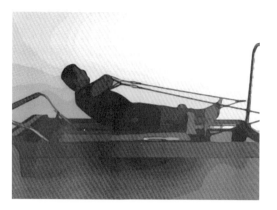

Posição inicial – o aluno estará sentado sobre os ísquios voltado para as roldanas do *reformer* com os cotovelos em extensão, sem a permissão da hiperextensão desses. Para tanto ativamos o conjunto muscular bíceps/tríceps para proteger as articulações de possível sobrecarga. Os punhos devem estar em posição neutra, mãos apoiadas nas alças de mãos, os joelhos em extensão com os pés apoiados em flexão plantar no encosto de cabeça do *reformer*, se necessário apoiar um membro inferior sobre o outro. Solicitamos o alongamento axial por meio do afastamento das cristas ilíacas das últimas costelas, mantendo a pelve em posição neutra. Solicitamos então que o aluno realize a flexão dos cotovelos e o enrolamento do tronco para a extensão do tronco sem levar a pelve para o *imprint*. Músculos que serão acionados: bíceps, braquial e braquiorradial, também teremos a ação excêntrica dos músculos reto abdominal e oblíquos externo e interno. O principal cuidado a ser adotado durante esse exercício é não permitir o *imprint* da pelve e, em consequência, da coluna lombar. Para que isso não ocorra sugerimos leve aproximação do púbis ao umbigo. A partir do momento que o enrolamento já passou da pelve, solicitamos a colocação das vértebras lombares e torácicas no carrinho e, ao contrário na volta, retiramos primeiro as vértebras dorsais e por último as lombares, retornando à posição inicial.

Long box pulling straps

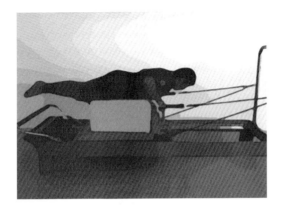

Posição inicial – em decúbito ventral na caixa que estará posicionada sobre o carrinho do *reformer*, de modo que a região abdominal fique bem posicionada sobre a caixa, os ombros estarão em extensão, punhos em posição neutra com os cotovelos estendidos e pronados, sem a permissão da hiperextensão dos cotovelos. Para tanto, ativamos o conjunto muscular bíceps/tríceps para proteger as articulações de possíveis sobrecargas, os punhos e as mãos estarão apoiados sobre as alças de punho e dedos em posição neutra, que acionarão todos os vetores de força da cintura escapular, ombros decoaptados. Em seguida, solicitamos que o olécrano interno do cotovelo esteja voltado internamente, sem que ocorra o desalinhamento das mãos. Todo o conjunto de ações organizadoras parte do ombro, e o aluno ainda deve ser capaz de manter uma contração efetiva nas axilas, parecida com aquela força que fazemos para segurar um termômetro quando estamos mensurando a temperatura corporal. Começamos essa ativação por meio do serrátil para alunos retificados, com o ar da inspiração sendo levado até as costas. Já para os hipercifóticos, solicitamos que o ar da inspiração seja direcionado ao peito. Com a mesma posição dos cotovelos solicitamos que as escápulas sejam guardadas nos bolsos da calça, ativando os romboides e depressores da escápula. Os joelhos estarão estendidos sob a ação do reto femoral e os pés em flexão plantar sob o comando do tríceps sural. Os membros inferiores estarão unidos sob a ação da linha média corporal, a qual é exercida pelos adutores. Ainda solicitamos que os membros inferiores estejam sendo levados para uma força que parte do quadril, decoaptando-o, em direção aos pés, como se quiséssemos levá-los para a linha do horizonte. Solicitamos então que o aluno flexione os ombros passando-os pelos lados do tronco por fora da caixa. Os músculos que entrarão em ação para que o movimento ocorra serão: grande dorsal, redondo maior e deltoide em sua porção posterior.

Frog (sapo)

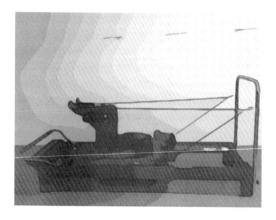

Posição inicial – com o aluno em decúbito dorsal sobre o carrinho do *reformer*, pernas em *table top* com leve rotação externa dos membros inferiores, as alças de pé estarão apoiadas no antepé que estará em flexão dorsal em V. Membros superiores apoiados no carrinho ao longo do corpo. Solicitamos que o aluno comece o exercício realizando pequena abdução de quadril, lembrando que nesse momento ele estará na posição de máxima decoaptação do quadril. Deve-se ter atenção especial para alunos com coxoartroses, lesão de *labrum*, desgastes da cabeça do fêmur, ou seja, todas as disfunções musculoesqueléticas causadas por impacto femoroacetabular.

O glúteo máximo é o músculo responsável pela rotação externa do quadril, lembrando que ele sai da cabeça do fêmur pela abdução do glúteo médio e pela flexão dos joelhos isquiotibiais.

Na realização do exercício, os músculos responsáveis pela ação do movimento serão: quadríceps para a extensão dos joelhos e adutores para fazer os calcanhares se reencontrarem no final do movimento.

É excelente exercício para trabalharmos a linha média e a coordenação motora dos alunos.

Leg lowers (pernas para baixo)

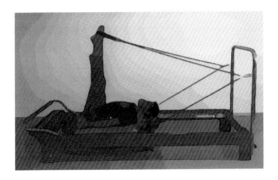

Posição inicial – em decúbito dorsal com o quadril em flexão e joelhos em extensão, manutenção essa feita por meio do quadríceps, pés em flexão plantar com as alças de pés apoiadas no antepé sob a ação dos tríceps surais. Orientamos o aluno que realize a extensão do quadril, a qual será feita por meio dos seguintes músculos: isquiotibiais, glúteos máximos, tibial posterior, fibulares e flexores longos do hálux e dos dedos. Durante a volta para a flexão do quadril, quadríceps, abdominais e psoas. O mais importante nesse exercício é atentar para a ação que a roldana do *reformer* proporciona durante sua execução, sendo muito mais fácil realizá-lo no *reformer* do que no solo. Isso porque as roldanas favorecem e redirecionam as forças nesse exercício, não exigindo grande força abdominal tanto para a extensão do quadril, quanto para sua flexão. Além disso, é importante atentarmos durante a execução do exercício para que a pelve não seja retirada pelo psoas de sua posição neutra e mantermos o afastamento das cristas ilíacas das últimas costelas.

Jumping

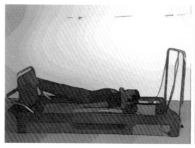 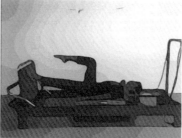

Posição inicial – para o *jumping*, é feita com o aluno em decúbito dorsal com os joelhos e quadril em flexão, o antepé deve estar apoiado na plataforma de saltos do *reformer*, os membros superiores estarão apoiados no carrinho ao longo do corpo. O aluno realizará saltos por meio da extensão do quadril e joelhos com os pés em flexão plantar. Para empurrar o carrinho o aluno ativará os isquiotibiais e os glúteos, além do tríceps sural, tibial posterior, fibulares e flexor longo do hálux e dos dedos e a volta deverá ser amortizada pelo quadríceps. O mais importante do *jumping* é ensinarmos a saltar, porque muitos adultos não conseguem realizar essa volta de forma a não sobrecarregar as articulações. Assim, não conseguem se aproveitar da energia cinética a seu favor. Esse aprendizado o aluno levará para a marcha, corrida, subida e descida de escadas e para os saltos. É um exercício imprescindível para ludicamente ensinarmos a ele usar da energia cinética a seu favor nas atividades de vida diária. Existem inúmeras variações para o *jumping* que podem ser realizadas com um único membro inferior, com abduções rápidas, na posição do Frog, entre outras. Para cada variação o aluno usará músculos específicos, já descritos anteriormente. Podemos ainda deixar o *reformer* com a mola de menor resistência, assim a volta do carrinho será lenta, dando prioridade aos músculos abdominais, além de importante propriocepção para toda a unidade dos membros inferiores. É importante que as últimas costelas se mantenham afastadas das cristas ilíacas e que a pelve neutra seja respeitada.

Sugiro um trabalho proprioceptivo, da seguinte maneira: deixe todas as molas para dez repetições e vá retirando uma mola a cada dez saltos.

Side splits

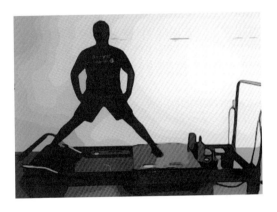

Posição inicial – aluno em pé de lado no *reformer* com um pé apoiado na plataforma fixa e o outro no carrinho que desliza. Os membros superiores devem estar em 90° de ombros com os ombros decoaptados. Em seguida solicitamos que o olécrano interno do cotovelo esteja voltado internamente, sem que ocorra o desalinhamento das mãos, que estarão pronadas. Todo o conjunto de ações organizadoras parte do ombro, e o aluno ainda deve ser capaz de manter uma contração efetiva nas axilas, parecida com aquela força que fazemos para segurar um termômetro quando estamos mensurando a temperatura corporal. Começamos essa ativação por meio do serrátil para alunos retificados, com o ar da inspiração sendo levado até as costas. Já para os alunos hipercifóticos solicitamos que o ar da inspiração seja direcionado ao peito. Com a mesma posição dos cotovelos solicitamos que as escápulas sejam guardadas nos bolsos da calça. A ação do instrutor é fundamental para a execução desse exercício, pois o aluno deverá estar em bom alinhamento para evitar compensações de tronco, alterando assim a biomecânica do exercício, e pelve em posição neutra. Com todos esses cuidados o exercício inicia-se com a ação do glúteo médio para deslizar o carrinho com o membro superior que nele está apoiado. Já para o retorno do carrinho, a ação dos adutores se faz presente, em excentricidade. Nesse exercício podemos deixar o mínimo de molas para que trabalhemos os adutores. O instrutor deverá ficar atento para não permitir possível projeção torácica que o aluno poderá realizar, evitando-a, tampouco translações de tronco ou desalinhamentos pélvicos. Caso o aluno ou paciente não consiga manter o alinhamento junto à linha média corporal, podemos facilitar o exercício permitindo o apoio das mãos no quadril.

Arms pulling (puxando)

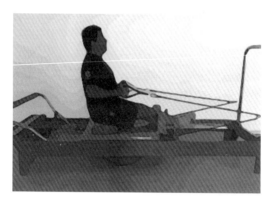

Posição inicial – o aluno deverá estar sentado sobre os ísquios com a pelve neutra em direção às roldanas do aparelho. Os cotovelos partirão da extensão com os ombros flexionados, mãos e punhos em posição neutra segurando as alças de mãos com as palmas das mãos voltadas uma em direção da outra. Nesse exercício é permitido segurar as alças, pois a força exercida será para trás, joelhos estendidos apoiados sobre o encosto de cabeça, se necessário apoiar um membro inferior sobre o outro, os pés encontrar-se-ão em flexão plantar, com todos os vetores de força acionados: afastamento das cristas ilíacas das últimas costelas, além da decoaptação dos ombros. Em seguida solicitamos que o olécrano interno do cotovelo esteja voltado internamente, sem que ocorra o desalinhamento das mãos. Todo o conjunto de ações organizadoras parte do ombro, e o aluno ainda deve ser capaz de manter uma contração efetiva nas axilas, parecida com aquela força que fazemos para segurar um termômetro quando estamos mensurando a temperatura corporal. Começamos essa ativação por meio do serrátil para alunos retificados com o ar da inspiração sendo levado até as costas. Já para os alunos hipercifóticos solicitamos que o ar da inspiração seja direcionado ao peito. Com a mesma posição dos cotovelos solicitamos que as escápulas sejam guardadas nos bolsos da calça. Para que a biomecânica seja respeitada, solicitamos ao aluno que efetue a flexão do cotovelo em concomitância com a extensão do ombro, além da adução das escápulas. Teremos a ação do bíceps, braquial e braquiorradial para a flexão dos cotovelos atuantes. Para a extensão dos ombros, atuarão o grande dorsal, redondo maior e deltoides e fibras posteriores. Na adução escapular, as forças atuantes serão dos trapézios, fibras médias e dos romboides. Também devemos ter muita atenção na biomecânica do *Arms Pulling* para que os alunos não projetem a caixa torácica retificando a coluna torácica, sendo um exercício indicado para escápulas aladas, mas cuidado com alunos retificados dorsais, não chegando a ser contraindicação. Porém, se ele não for capaz de aplicar todas as forças solicitadas, deverá ser preparado antes de ser colocado no exercício.

Front splits

Posição inicial – aluno posicionado à esquerda do *reformer*, com o membro inferior esquerdo fixo e bem apoiado ao solo. Com o joelho em extensão (muito cuidado nesse exercício para não permitir que o aluno hiperestenda o joelho), acionar o conjunto muscular quadríceps e isquiotibiais empurrando o solo (utilizando-se da força do solo armazenada pelos tendões). O membro inferior direito estará fletido no apoio de ombro direito do aparelho sobre o car-

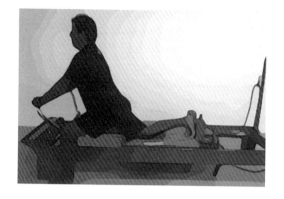

rinho totalmente apoiado. Os calcanhares devem estar alinhados com as espinhas ilíacas posterossuperiores (EIPS) e os membros superiores apoiados na barra. O tronco deve estar completamente alinhado. Solicitamos então para o aluno acionar a organização da cintura escapular da seguinte forma: ombros decoaptados e com os olécranos internos dos cotovelos voltados internamente, sem que ocorra o desalinhamento das mãos. Todo o conjunto de ações organizadoras parte do ombro, e o aluno ainda deve ser capaz de manter uma contração efetiva nas axilas, parecida com aquela força que fazemos para segurar um termômetro quando estamos mensurando a temperatura corporal. Começamos essa ativação por meio do serrátil, para alunos retificados, com o ar da inspiração sendo levado até as costas. Já para os alunos hipercifóticos solicitamos que o ar da inspiração seja direcionado ao peito. Com a mesma posição dos cotovelos solicitamos que as escápulas sejam guardadas nos bolsos da calça e utilizamos a força de glúteos para empurrar o carrinho. Enquanto fortalecemos o glúteo direito, aumentamos a abertura dos membros inferiores no sentido anteroposterior Ao alongar os isquiotibiais do membro inferior direito, não alongamos o tríceps sural porque quando empurramos o carrinho aumentamos o ângulo tibiotársico, evitando assim seu alongamento. Porém, ao mesmo tempo que alongamos e também mantivermos a coluna neutra e o afastamento das cristas ilíacas das costelas flutuantes, o psoas do lado direito será alongado, desde que não permitamos a retroversão da pelve. Devemos então priorizar a abertura dos flexores do quadril. A variação do *front splits* pode ser realizada com o pé esquerdo apoiado no solo. A retirada do carrinho de repouso flexionando o joelho esquerdo tem como objetivo a variação do fortalecimento do glúteo e quadríceps esquerdo. Repetir do lado oposto.

Control stretch

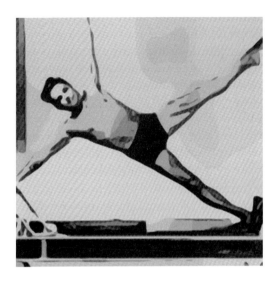

Posição inicial – aluno sobre o carrinho do *reformer*, de lado para a direita, ombro direito apoiado na barra. A escápula desempenha um papel-chave na estabilidade dos movimentos do ombro e para que isso ocorra adequadamente a escápula deve afastar-se da coluna de forma equilibrada, sendo estabilizada por uma série de músculos. Quando os músculos estabilizadores da escápula (trapézio inferior, serrátil anterior, romboides) estão inibidos ou pouco ativos, os movimentos do ombro ocorrem de forma desequilibrada e a escápula move-se antes da hora, o que pode gerar sobrecargas nos tendões ou impacto ósseo interno. O membro superior esquerdo estará paralelo e apoiado sobre o tronco. Os membros inferiores estarão apoiados sobre um dos encostos do ombro e os pés unidos, portanto o aluno estará com sua base de apoio bem diminuída sobre uma superfície instável. Para a manutenção dessa postura no tronco, estarão agindo como estabilizadores os oblíquos internos e externos, quadrado lombar, músculos da cadeia muscular de extensão do tronco em sua camada mais profunda, reto do abdome e transverso. O movimento se iniciará com o aluno empurrando o carrinho com o membro superior direito, da seguinte forma: ombros decoaptados e com os olécranos internos dos cotovelos voltados internamente, sem que ocorra o desalinhamento das mãos. Todo o conjunto de ações organizadoras parte do ombro, e o aluno ainda deve ser capaz de manter uma contração efetiva nas axilas, parecida com aquela força que fazemos para segurar um termômetro quando estamos mensurando a temperatura corporal. Começamos essa ativação por meio do serrátil, para alunos retificados, com o ar da inspiração sendo levado até as costas. Já para os alunos hipercifóticos, solicitamos que o ar da inspiração seja direcionado ao peito, e com a mesma posição dos cotovelos solicitamos que as escápulas sejam guardadas nos bolsos da calça.

Entende-se como abdução do ombro um movimento complexo que se iniciará pela articulação glenoumeral beneficiando-se da sua rotação. Quando a glenoumeral está em aproximadamente 90°, o tubérculo maior do úmero gira no sentido posterior passando por debaixo do acrômio, e esse movimento é regido pelo deltoide. Em continuação, a abdução eleva o membro superior lateral e superiormente, podendo chegar em um posicionamento bem próximo à cabeça. O deltoide em sua porção mediana e o supraespinhoso são os motores primários da abdução do ombro, porém suas fibras anteriores e posteriores estabilizam a cabeça do úmero na superfície glenoidal. A partir de 90°, a abdução só poderá ser continuada com boa organização escapular que deverá mover-se em rotação interna para que a glenoide possa acompanhar o movimento da cabeça do úmero, acionando para essa rotação escapular a porção superior do trapézio. Empurrando o carrinho concomitantemente, com abdução do membro inferior esquerdo em conjunto com a abdução do membro superior esquerdo, a abdução do membro inferior será realizada pelo glúteo médio, principal músculo abdutor dos membros inferiores, e a abdução do membro superior esquerdo, pelo deltoide e fibras médias. Voltando à posição inicial, é um exercício avançadíssimo que só deverá ser utilizado com alunos avançados, com total controle corporal. Repetir do lado oposto.

The hundred

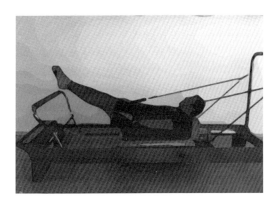

O *hundred* é muito utilizado no início da aula para aquecimento. Paciente em decúbito dorsal começa a realizar o enrolamento da cabeça, os supra e infra-hióideos a flexionam, sendo que até 35° o movimento é somente da cabeça e só acima de 35° é que se começa o enrolamento da coluna cervical (cuidado com o autocrescimento). Esse movimento de flexão da cabeça não pode ser auxiliado pelo ECOM (muita atenção, para sua vocação rotatória) e escalenos de forma excepcional, pois sua vocação é respiratória. O enrolamento segue-se vértebra por vértebra, até o apoio da coluna estar sobre a borda inferior das escápulas, caso o paciente possua frouxidão ligamentar: nos cotovelos, solicitamos o acionamento do conjunto bíceps/tríceps para não sobrecarregar as articulações epicondilianas. Esses movimentos devem ser realizados concomitantemente com a flexão dos membros inferiores. Promovendo 90° de flexão de joelhos ativos, movimento realizado pelos isquiotibiais e flexão de quadril, que será imposto pelo nível do aluno, quanto menos graus de flexão de quadril, mais difícil o exercício se torna pela ação do psoas tracionando os discos intervertebrais anteriormente, tirando a pelve da posição neutra ideal, por meio do transverso do abdome, e fechamento das costelas, dará sequência ao enrolamento. O aluno deve saber seu nível de dificuldade para o trabalho do abdome inferior e com o quadríceps realiza a extensão dos joelhos. Solicitamos essa extensão com os pés, Pilates ou *V position,* para anular a força dos adutores e a linha adutora do psoas, caso o paciente possua o valgismo dinâmico. É solicitada a correção que será dada pelo sartório por sua linha de tração. Assim como no cotovelo, solicitar a contração da dupla quadríceps e isquiotibiais, no caso de hiperextensão dos joelhos, já mandando a informação aferente para o sistema nervoso central do posicionamento correto das articulações citadas. Solicitar ainda o afastamento das costelas inferiores das asas ilíacas, promovendo um alongamento excêntrico dos quadrados lombares e dos *multifidus.*

Nos ombros solicitar 90º de flexão dos membros superiores, punhos em posição neutra com as mãos apoiadas nas alças de mão. Só assim estaremos na posição inicial do exercício. Começamos, então, com a organização da cintura escapular do aluno, da seguinte forma: ombros decoaptados e com os olécranos internos dos cotovelos voltados internamente, sem que ocorra o desalinhamento das mãos. Todo o conjunto de ações organizadoras parte do ombro e o aluno ainda deve ser capaz de manter uma contração efetiva nas axilas, parecida com aquela força que fazemos para segurar um termômetro quando estamos mensurando a temperatura corporal. Começamos essa ativação por meio do Serrátil, para alunos retificados, com o ar da inspiração sendo levado até as costas. Já para os alunos hipercifóticos solicitamos que o ar da inspiração seja direcionado ao peito. Com a mesma posição dos cotovelos solicitamos que as escápulas sejam guardadas nos bolsos da calça. A partir de toda essa complexa organização solicitamos flexão e extensão vigorosa dos ombros. Teremos a ação do deltoide em sua parte clavicular e o córaco até aproximadamente 60º para a flexão, pois depois ele perde sua ação devido a seu posicionamento anatômico. Para a extensão estarão contraídos os músculos deltoide, parte espinhal, grande dorsal, redondo maior, cabeça longa do bíceps e peitoral maior.

Em sua porção ligamentar e muscular, por ser um exercício puro de cadeia de flexão, todos os ligamentos da cadeia de extensão estarão sob tensão.

Observações mecânicas do *hundred* – costumo brincar nos meus cursos que, no dia que o psoas mandar em você, estará morto. Portanto, evitemos ao máximo a tração da pelve anteriormente que pode ser efetuada pelo psoas, caso a estabilização do tronco não seja satisfatória, ou eleve os membros inferiores para diminuir a incidência da força gravitacional sobre as membros inferiores, diminuindo seu braço de alavanca, facilitando o exercício ou flexione os joelhos do aluno, posicionando-o em *table top*. Muitas dúvidas ainda surgem durante a respiração a ser realizada durante o exercício. Cada ciclo inspiratório corresponde a 5 batidas vigorosas dos membros superiores e para cada ciclo expiratório mais 5 batidas de membros superiores. Com essa respiração peculiar Joseph acreditava em poder ajudar bastante pessoas com problemas respiratórios.

Cadillac

História

A palavra *cadillac*, na época em que foi desenvolvido, era sinônimo de luxo, inovação, carro conversível e com todos os extras que um carro de grande porte pode oferecer. E não é à toa que Joseph Pilates chamou um de seus equipamentos de *cadillac*. É o maior e mais completo equipamento que ele criou. Existem vários acessórios para membros inferiores e superiores, molas e barras de suspensão que tornam esse equipamento muito completo e versátil. O *cadillac* possibilita um treino específico, quer no âmbito da reabilitação, quer como preparação física de sedentários ou atletas. É indispensável grande conhecimento por parte do instrutor no manuseio desse aparelho. É um dos equipamentos mais comuns nos estúdios de Pilates e, quando regido por instrutores qualificados, oferece muitas opções de trabalho, sendo muito benéfico para trabalhar todo o corpo. Ele foi criado para ajudar pacientes acamados para possibilitar que pudessem fazer um treino apenas deitado ou sentado, sendo um aparelho essencial para alunos iniciantes com o intuito de ensinarmos os enrolamentos, além de ser fundamental para pessoas debilitadas, com idade avançada, portadoras de dor, ou simplesmente para limparmos e aprimorarmos movimentos que mais tarde serão usados para exercícios mais elaborados. O primeiro *cadillac* era um colchão com molas que se assemelhava a uma cama hospitalar. Ele permite o fortalecimento dos músculos, produz flexibilidade e mobilidade da coluna, bem como tonificação muscular dos membros superiores e inferiores. O treino no *cadillac* combina os benefícios de um treino realizado no solo com a tensão das molas. O *cadillac* é frequentemente usado para as pessoas que não conseguem fazer com facilidade os exercícios de chão. Por isso, pode ser usado no âmbito da fisioterapia em pessoas com mobilidade reduzida, pois as molas, dependendo de seu posicionamento vetorial, podem facilitar muito os exercícios praticados no solo. Se soubermos tirar o melhor da biomecânica que o *cadillac* oferece, as melhoras serão significativas. As molas também podem, de forma biomecânica, dificultar bastante os exercícios.

Entendendo a biomecânica do *cadillac*

O *cadillac* é uma máquina física com uma única força atuante, que são as forças elásticas (EPOL). O importante no *cadillac* são os vetores. Não é necessário sabermos calcular as forças vetoriais existentes no *cadillac* por meio das assustadoras fórmulas de Pitágoras, nem temos tempo de fazê-lo durante a aula, mas é necessário saber que os vetores existem e como podemos aproveitar deles da melhor maneira possível nas aulas, para tanto basta sabermos o principal músculo do movimento, seu direcionamento de fibras e onde a mola do *cadillac* deve estar.

Já que estamos diante de vetores que partem das barras laterais, superiores ou inferiores, do *cadillac*, eles se dão em forma de paralelograma, sendo muito tranquilo e descomplicado o manuseio e a perfeita vetorização a ser realizada.

Entende-se que as forças vetoriais nada mais são do que grandezas vetoriais *vs.* grandezas escalares.

Vetor é um ente matemático que possui intensidade ou módulo, direção e sentido:

$$\vec{AB}$$

Símbolo

A direção pode ser horizontal ou vertical e o sentido pode ser para a direita ou para a esquerda, o módulo ou intensidade é igual a 10 Newtons (N). As grandezas escalares, tempo (s) ou massa (kg).

Na grandeza vetorial precisamos de intensidade, direção e sentido (força, deslocamento, velocidade).

Os vetores podem ser iguais de mesmo módulo, direção e sentido, vetores opostos são os de mesmo módulo, mesma direção, porém sentidos opostos. Lidamos com os dois tipos de vetores, dependendo do sentido da mola, vou explicitar melhor para vocês:

– Mesmo módulo: A = C = D.

– Mesma direção e/ou sentido: mesma direção e sentido.

– Mesma direção e sentidos opostos.

Quando temos um sistema quadriculado, que é o caso do *cadillac* com suas barras horizontais e verticais, estamos diante de um sistema de soma de vetores dentro do método poligonal, e calculamos a força resultante dos vetores por meio da fórmula de Pitágoras. A soma dos quadrados dos catetos é igual à hipotenusa ao quadrado, usamos essa fórmula quando estamos diante de ângulos de 90°, que é, na maioria das vezes, o caso dos exercícios no *cadillac*.

Exercícios no *cadillac*

Monkey

Posição inicial – aluno em decúbito dorsal voltado para a barra-torre com o quadril e os joelhos em flexão e os antepés apoiados na barra-torre com os tornozelos em flexão dorsal, mãos também apoiadas na barra-torre, mantendo os punhos neutros e por fora

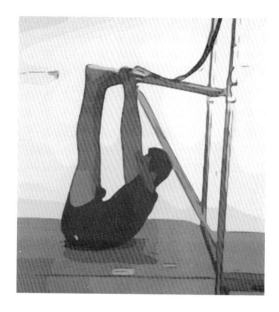

dos membros inferiores. O exercício parte da flexão de joelhos e quadril, seguindo para sua extensão, junto à flexão da cervical e do tronco. Consiste em realizar a extensão do quadril com os isquiotibiais e dos quadríceps com os joelhos. As mãos não podem soltar a barra-torre nem tampouco perder sua organização escapular da seguinte forma: ombros decoaptados, e com os olécranos internos dos cotovelos voltados internamente, sem que ocorra o desalinhamento das mãos. Todo o conjunto de ações organizadoras parte do ombro, e o aluno ainda deve ser capaz de manter uma contração efetiva nas axilas, parecida com aquela força que fazemos para segurar um termômetro quando estamos mensurando a temperatura corporal. Começamos essa ativação por meio do serrátil, para alunos retificados, com o ar da inspiração sendo levado até as costas. Já para os alunos hipercifóticos solicitamos que o ar da inspiração seja direcionado ao peito. Com a mesma posição dos cotovelos, solicitamos que as escápulas sejam guardadas nos bolsos da calça. A partir de todo o acionamento inicial começamos o movimento proporcionando o enrolamento da coluna vertebral, sendo um excelente exercício para a flexibilização da coluna, além do alongamento dos isquiotibiais, tríceps sural, tibial posterior, fibulares longo e curto dos dedos, dos flexores longos do hálux e dos dedos. Podemos colocar molas que devem partir da direção vertical (de baixo para cima) e do módulo inclinado, para dificultar o exercício com o incremento de carga, por meio da EPOL, assim como para facilitar o exercício. Pode ser um excelente exercício de preparação para os enrolamentos de tronco e a conexão entre os músculos profundos do pescoço com os músculos do abdome por meio do afundamento do esterno acionando, assim, o músculo piramidal do esterno.

Leg circles

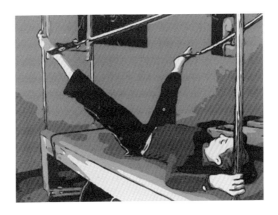

Aluno em decúbito dorsal com os pés apoiados nas alças de pés com duas molas paralelas ao tronco, no módulo horizontal, mãos ao longo do corpo e calota craniana apoiada no estofado. Solicitamos ao aluno para realizar discreta rotação externa da cabeça do fêmur dentro do acetábulo e o afastamento da cabeça do fêmur desse para diminuir o impacto entre esses dois ossos. Pedimos a flexão dos membros inferiores bilateralmente com a ação do quadríceps, a princípio abaixo de 60°, para evitar a ação dos psoas. Solicitamos a ativação da linha média, como se passássemos um zíper entre as pernas do aluno, as quais devem estar coladas, por meio da ação dos adutores. Iniciamos o movimento solicitando que os membros inferiores sigam descrevendo um círculo no espaço, movimento realizado pelo tensor da fáscia lata e demais abdutores, exercitando assim todos os músculos dos membros inferiores e glúteos. Lembramos que a abdução fisiológica da articulação não passa de 40°. A estabilização do tronco deve estar bem ativada, pois nesse exercício utilizamos músculos de cinco cadeias musculares (flexão, extensão, abertura, fechamento e estática que regulam a tensão de todos os músculos com suas contrações em forma de rajadas, contraindo os músculos estabilizadores, por aumento de pressão, e relaxando-os em seguida). Lembremos ainda que a ação dos músculos do quadril é a responsável pela centralização da cabeça do fêmur sobre o acetábulo. Ótimo exercício para a estabilização do fêmur.

Observações mecânicas – aumenta a estabilidade pélvica, fortalece e mobiliza os músculos dos membros do paciente o entendimento dos movimentos da pelve, para que possa trazê-los para sua vida cotidiana, por meio da marcha. Quanto mais leve as molas estiverem, maior será o trabalho exigido dos músculos abdominais, e quanto mais forte for a resistência das molas o trabalho mais exigido será o dos membros inferiores.

Leg series supine

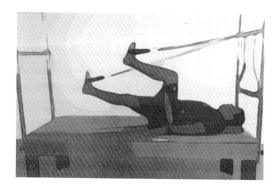

Posição inicial – aluno em decúbito dorsal com quadril e joelho em flexão e os antepés apoiados nas alças de pés. Os membros superiores deverão estar ao longo do corpo. As molas devem estar paralelas ao tronco do aluno, no módulo horizontal. Solicitamos a extensão do quadril que deverá ser realizada com glúteos e isquiotibiais, unilateralmente, seguida da extensão dos joelhos comandada pelo quadríceps, lembrando que o movimento deve ser coordenado e seguido da respiração correta. Pedimos para o aluno realizar discreta rotação externa da cabeça do fêmur dentro do acetábulo e afastamento da cabeça do fêmur desse, para diminuir o impacto entre esses dois ossos, decoaptando os membros inferiores. Lembrar também que, pelo fato de os membros inferiores estarem realizando a flexão e extensão de quadris e joelhos no sentido horizontal, quanto mais leve as molas estiverem, maior será o trabalho exigido dos músculos abdominais, e quanto mais forte for a resistência das molas o trabalho mais exigido será o dos membros inferiores.

Leg series (one leg)

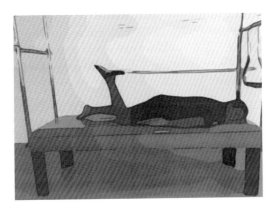

Posição inicial – o aluno deverá estar em decúbito ventral com flexão do joelho de um dos membros inferiores com a alça de pé apoiada no antepé que estará em flexão plantar. Os calcanhares, tanto o que estará apoiado na alça de pé, quanto o que estará apoiado no *cadillac*, deverão estar alinhados com os ísquios. Os membros superiores deverão estar cruzados como forma de apoio à cabeça, porém com a organização escapular ativada e ombros decoaptados. Começamos essa ativação por meio do serrátil, para alunos retificados, com o ar da inspiração sendo levado até as costas. Já para os alunos hipercifóticos, solicitamos que o ar da inspiração seja direcionado ao peito. Com a mesma posição dos cotovelos solicitamos que as escápulas sejam guardadas nos bolsos da calça. As molas devem estar paralelas ao tronco do aluno, no módulo horizontal. Ativamos e solicitamos a extensão do joelho mantendo a flexão plantar, para tanto usaremos o quadríceps para a extensão do joelho, além do tríceps sural para manter o pé em extensão, sendo excelente exercício para observarmos a qualidade do movimento do joelho. Segue-se algum padrão para a rotação interna ou externa, que indicará um desequilíbrio de forças nos músculos rotadores do quadril.

Observação mecânica – se trabalharmos durante os últimos graus de extensão do joelho estaremos priorizando a força do vasto medial, ventre muscular do quadríceps, que, quando em enfraquecimento, pode desencadear o mecanismo de lesão da condromalacia, tornando-o um exercício de excelência para preveni-la. Não podemos permitir que o aluno realize a inversão ou eversão de qualquer um dos pés, tampouco desestabilização do tronco.

Puxada supino

Posição inicial – sentado sobre os ísquios voltado para a barra-torre do *cadillac* e dentro dela com os cotovelos em flexão e pronados, ombros em flexão, punhos em posição neutra e mãos apoiadas na barra-torre, membros inferiores cruzados ou abduzidos no aparelho, desde que o aluno tenha comprimento muscular suficiente dos adutores, pelve neutra com bom alinhamento da coluna vertebral preservando suas curvaturas fisiológicas, as molas devem partir do alto em módulo diagonal. Solicitamos ao aluno que traga a barra-torre em sua direção com ação das fibras posteriores do deltoide e grande dorsal. Alguns cuidados devem ser tomados nesse exercício, a organização escapular deve ser perfeita com os ombros decoaptados e com os olécranos internos dos cotovelos voltados internamente, sem que ocorra o desalinhamento das mãos e de todo

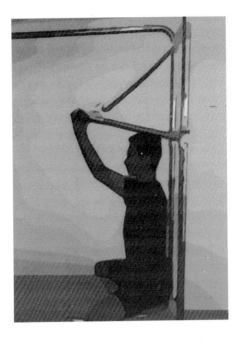

o conjunto de ações organizadoras que parte do ombro. O aluno ainda deve ser capaz de manter uma contração efetiva nas axilas, parecida com aquela força que fazemos para segurar um termômetro quando estamos mensurando a temperatura corporal. Começamos essa ativação por meio do serrátil, para alunos retificados, com o ar da inspiração sendo levado até as costas. Já para os alunos hipercifóticos solicitamos que o ar da inspiração seja direcionado ao peito. Com a mesma posição dos cotovelos solicitamos que as escápulas sejam guardadas nos bolsos da calça e de forma alguma podemos permitir que a caixa torácica se projete. Para tanto é necessário boa ativação da estabilidade do tronco, caso contrário corremos o risco de submeter um alto custo de retificarmos mais o aluno, ao contrário, ótimo exercício para os hipercifóticos.

Tríceps supinado

Posição inicial – aluno sentado no *cadillac* de frente para a barra-torre e, dentro dela, sobre os ísquios, com os cotovelos em flexão

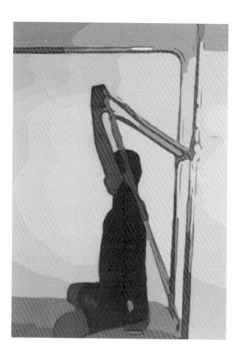

e pronação, punhos em posição neutra, membros inferiores cruzados ou abduzidos por fora da cama. Dependendo da amplitude do movimento (ADM) dos adutores do aluno com as mãos apoiadas na barra-torre, a mola deve partir de baixo para cima em módulo diagonal. Solicitamos que o aluno realize a extensão dos cotovelos com os deltoides e fibras anteriores, porção esternocostal do peitoral maior, tríceps e ancôneo. O principal cuidado a ser tomado nesse exercício é para que o aluno não se incline para frente para realizar o movimento. Não podemos ainda esquecer da decoaptação dos ombros, com os olécranos internos dos cotovelos voltados internamente, sem que ocorra o desalinhamento das mãos, lembrando que todo o conjunto de ações organizadoras parte do ombro. O aluno ainda deve ser capaz de manter uma contração efetiva nas axilas, parecida com aquela força que fazemos para segurar um termômetro quando estamos mensurando a temperatura corporal. Começamos essa ativação por meio do serrátil, para alunos retificados, com o ar da inspiração sendo levado até as costas. Já para os alunos hipercifóticos solicitamos que o ar da inspiração seja direcionado ao peito. Com a mesma posição dos cotovelos solicitamos que as escápulas sejam guardadas nos bolsos da calça. Para os alunos retificados solicitamos leve arredondamento entre seus ombros e que o ar inspirado seja direcionado para as costas. Não podemos ainda permitir de forma alguma que o aluno hiperestenda os cotovelos ao final do movimento e, para tanto, ainda solicitamos a ação isométrica do conjunto bíceps/tríceps, para não gerar nenhuma sobrecarga nas articulações epicondilianas.

Arms pull and down

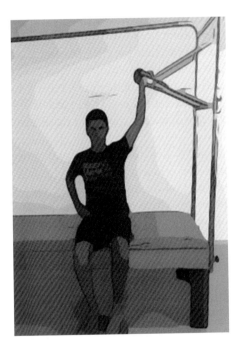

Posição inicial – sentado sobre os ísquios como se eles quisessem fazer dois furos no aparelho (os ísquios devem estar bem posicionados em todos os exercícios realizados na posição sentada), o aluno deverá estar de lado sobre a cama do *cadillac* com o cotovelo a ser exercitado em extensão, ombro abduzido, cotovelo supinado e punho em posição neutra. A mão deve estar apoiada na barra-torre do aparelho e o aluno sentado por fora da barra-torre. Como o exercício será realizado sentado, devido ao posicionamento dos vetores as molas devem estar posicionadas da forma mais paralela possível ao tronco do aluno, de forma a seguir uma linha imaginária, partindo de cima para baixo, no módulo inclinado, já que os movimentos a serem realizados serão o de flexão de cotovelo e o de adução dos ombros. Não podemos esquecer da decoaptação dos ombros, com o olécrano interno do cotovelo voltado internamente, sem a permissão da rotação externa ou interna do ombro, sem que ocorra o desalinhamento das mãos, lembrando que todo o conjunto de ações organizadoras parte do ombro. O aluno ainda deve ser capaz de manter uma contração efetiva na axila, parecida com aquela força que fazemos para segurar um termômetro quando estamos mensurando a temperatura corporal. Começamos essa ativação por meio do serrátil, para alunos retificados, com o ar da inspiração sendo levado até as costas. Já para os alunos hipercifóticos solicitamos que o ar da inspiração seja direcionado ao peito. Com a mesma posição dos cotovelos solicitamos que as escápulas sejam guardadas nos bolsos da calça. Não podemos ainda permitir de forma alguma que o aluno hiperestenda o cotovelo no início do movimento. Para tanto, ainda solicitamos a ação isométrica do conjunto bíceps/tríceps, para não gerar nenhuma sobrecarga nas articulações epicondilianas. Solicitamos então a flexão do cotovelo e a adução do ombro em ação concomitante atuando para que o movimento ocorra nos seguintes músculos: bíceps braquial, braquial e braquiorradial para a flexão do cotovelo, e o grande dorsal e redondo maio, para a adução do ombro.

Spine strech

Posição inicial – aluno sentado sobre os ísquios de frente para a barra-torre e estará com as mãos apoiadas nela, com os punhos em posição neutra e os cotovelos pronados. Solicitamos o enrolamento do tronco que se dará em sentido caudal, de forma a não permitir que as vísceras e/ou órgãos sejam privados de sua irri-

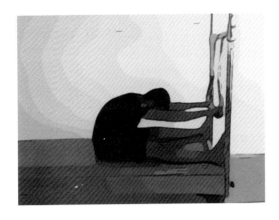

gação. Caso o paciente possua frouxidão ligamentar de cotovelos, solicitar o acionamento do conjunto bíceps/tríceps para não sobrecarregar as articulações epicondilianas. O mesmo é solicitado para os joelhos. A ativação do conjunto isquiotibiais/quadríceps para não sobrecarregar os ligamentos posteriores dos joelhos já manda uma informação aferente ao sistema nervoso central da propriocepção correta dessas duas articulações. Solicita-se ainda o afastamento das costelas inferiores das asas ilíacas, promovendo um alongamento excêntrico dos quadrados lombares e *multifidus*, como se houvesse uma barra imaginária entre os membros inferiores e o abdome do aluno. Muita observação para não haver linhas de quebra no movimento fundamental do tronco, e por fim os pés flexionados apoiados nas barras verticais do *cadillac* e a solicitação do deslocamento dos calcanhares para frente fecha a cadeia. Cuidado para não realizar o *imprint*, porque a pelve no início do movimento sairá em posição neutra. Solicitamos que durante o exercício, enquanto o aluno empurra a barra-torre adiante por meio da decoaptação dos ombros, com os olécranos internos dos cotovelos voltados internamente, não ocorra o desalinhamento das mãos. Lembrar que todo o conjunto de ações organizadoras partem do ombro e o aluno ainda deve ser capaz de manter uma contração efetiva nas axilas, parecida com aquela força que fazemos para segurar um termômetro quando estamos mensurando a temperatura corporal. Começamos essa ativação por meio do serrátil, para alunos retificados, com o ar da inspiração sendo levado até as costas. Já para os alunos hipercifóticos solicitamos que o ar da inspiração seja direcionado ao peito. Com a mesma posição dos cotovelos solicitamos que as escápulas sejam guardadas nos bolsos da calça, enquanto essa ação, que parte dos ombros, deve ser sentida de uma mão até a outra. O aluno também deve realizar um C profundo de toda a coluna vertebral, colocando-a em forças diametralmente opostas. Para que o alongamento lombar possa ser sentido temos que descomprimir ativamente ao máximo as vértebras lombares, como se estivéssemos ultrapassando a barra imaginária. Lembre-se que a cadeia de extensão gera alongamentos enganosos e durante o exercício devemos observar a mobilidade de cada vértebra. Caso o aluno não possua comprimento suficiente nos isquiotibiais, não conseguindo sentir o alongamento na coluna, podemos colocá-lo sentado na caixa pequena, onde anularemos os encurtamentos, de forma a relaxar os membros inferiores (MMII).

Rolling back

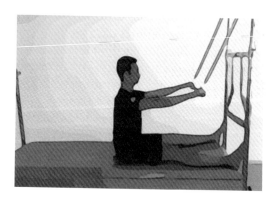

Posição inicial – aluno sentado voltado para a barra-torre do *cadillac*. Como o movimento partirá para a extensão do tronco, as molas devem estar posicionadas paralelas ao tronco do aluno ao final do exercício, e ele estará deitado, tendo uma mola de cada lado do *cadillac* com a barra móvel de madeira encaixada em cada mola. Nesse exercício utilizamos a EPOL somada às duas molas, cotovelos estendidos e pronados com os punhos em posição neutra e as mãos apoiadas na barra móvel. Os joelhos estarão apoiados em extensão na cama, sem permitir sua hiperextensão com os pés apoiados nas barras verticais do *cadillac*, em flexão dorsal para fecharmos a cadeia e dedos em posição neutra. A ação solicitada é a de que o aluno realize ligeira inclinação do púbis ao umbigo e comece a posicionar vértebra por vértebra na cama. Atenção para o aluno não realizar o *imprint* da coluna lombar, que deverá permanecer neutra até o final do exercício, que se dará com o apoio da calota craniana e da região dorsal na cama. Para subir, realiza-se a flexão cervical, seguida da flexão dorsal com os membros inferiores, tanto para a subida quanto para a descida em extensão. Na expiração afundamos o esterno acionando a conexão com o músculo piramidal do esterno, os retos abdominais e os oblíquos externo e interno, finalizando o exercício na posição sentada, novamente com o afastamento das cristas ilíacas para as últimas costelas em pelve neutra. Caso o aluno não possua comprimento de isquiotibiais para a realização de todo o movimento, flexionar os joelhos e partir do movimento com os pés apoiados na cama. Caso ele não possua comprimento de gastrocnêmio e sóleos, liberar os pés dele para não fechar a cadeia, importante exercício de mobilização vertebral, sem esquecer que essa mobilização deverá gerar um C profundo tanto para a subida quanto para a descida. E o aluno não poderá retirar os ísquios da posição inicial, ou seja, ele deverá terminar o exercício sentado exatamente onde começou a realizá-lo.

Sit up

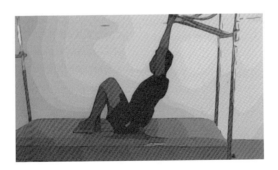

Posição inicial – aluno em decúbito dorsal com os cotovelos estendidos e pronados, punhos em posição neutra e mãos apoiadas na barra-torre do *cadillac*, cintura escapular em organização por meio da decoaptação dos ombros, com os olécranos internos dos cotovelos voltados internamente, sem que ocorra o desalinhamento das mãos. Lembrar que todo o conjunto de ações organizadoras partem do ombro, e o aluno ainda deve ser capaz de manter uma contração efetiva nas axilas, parecida com aquela força que fazemos para segurar um termômetro quando estamos mensurando a temperatura corporal. Começamos essa ativação por meio do serrátil, para alunos retificados, com o ar da inspiração sendo levado até as costas. Já para os alunos hipercifóticos, solicitamos que o ar da inspiração seja direcionado ao peito. Com a mesma posição dos cotovelos solicitamos que as escápulas sejam guardadas nos bolsos da calça. Não podemos ainda permitir de forma alguma que o aluno hiperestenda seus cotovelos ao final do movimento. Para tanto, ainda solicitamos a ação isométrica do conjunto bíceps/tríceps, para não gerar nenhuma sobrecarga nas articulações epicondilianas. Nesse exercício podemos posicionar as molas de duas maneiras:

1. de baixo para cima para dificultar o movimento paralelas as barras verticais do *cadillac* no módulo vertical ou

2. de cima para baixo para auxiliar o movimento também paralelas as barras verticais do *cadillac* no módulo vertical.

O quadril e os joelhos devem estar flexionados com os pés apoiados na cama. Solicitamos antes do início do exercício realizar o movimento e enrolamento do tronco por meio de uma ligeira inclinação do púbis para o umbigo, seguido da flexão cervical que deve ser realizada. Lembrar que o início da coluna vertebral se dá dentro do crânio, e o movimento é realizado entre as esferas cabeça e pelve. Então a cabeça deve manter-se em alinhamento com a coluna, sem extensão do pescoço, olhando para o alto, nem em flexão total da cervical com o queixo colado no esterno. Assim, deve partir um vetor de força por detrás da cabeça, tracionando-a para o alto e ligeiramente para a flexão. Solicitamos que o pescoço esteja alongado e sem rugas, seguido do afundamento do esterno, fechamento das costelas, construindo um C profundo na coluna vertebral. Os ombros em extensão com as mãos apoiadas na barra-torre servirão como ponto fixo para a subida, sendo a barra-torre a diretriz da subida. Utilizando a ação do reto do abdome e oblíquos externo e interno, terminamos o exercício completamente sentados sobre os ísquios com o total desenrolamento do tronco e completa extensão de ombros, os quais devem estar afastados das orelhas, por meio do movimento de pistão. No final do exercício do alongamento utilizar a musculatura acessória da cintura escapular, sem permitir que o aluno projete o tórax para a frente. Exercício bastante utilizado para mobilidade vertebral, o qual seguirá proporcionando novamente a descida do aluno para a posição de início.

Swan

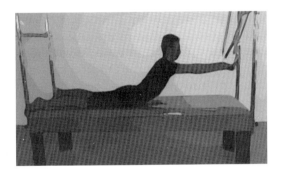

Posição inicial – deitado em decúbito ventral voltado para a barra-torre do *cadillac*. Os calcâneos devem estar alinhados com as espinhas ilíacas posterossuperiores (EIPS), cotovelo em extensão e pronação. Os ombros devem estar a 180° de extensão com os punhos em posição neutra e as mãos apoiadas na barra-torre do aparelho. Solicitamos que o aluno realize a extensão cervical, extensão dorsal, além da extensão do quadril, sem que retire o quadril da cama do *cadillac*; para que isso aconteça é importante que a barra-torre do aparelho não se mova. Não podemos ainda esquecer da decoaptação dos ombros, com os olécranos internos dos cotovelos voltados internamente, sem que ocorra o desalinhamento das mãos. Lembre-se que todo o conjunto de ações organizadoras parte do ombro, e o aluno ainda deve ser capaz de manter uma contração efetiva nas axilas, parecida com aquela força que fazemos para segurar um termômetro quando estamos mensurando a temperatura corporal. Começamos essa ativação apor meio do serrátil, para alunos retificados, com o ar da inspiração sendo levado até as costas. Já para os alunos hipercifóticos, solicitamos que o ar da inspiração seja direcionado ao peito. Com a mesma posição dos cotovelos solicitamos que as escápulas sejam guardadas nos bolsos da calça. Não podemos ainda permitir de forma alguma que o aluno hiperestenda os cotovelos ao final do movimento. Para tanto, ainda solicitamos a ação isométrica do conjunto bíceps/tríceps, para não gerar nenhuma sobrecarga nas articulações epicondilianas. Observaremos então como está sua mobilidade para a extensão do tronco. O aluno deve conseguir produzir um C profundo sem centralizar toda sua mobilidade na coluna lombar, o que chamamos de linha de quebra do movimento. Trabalharemos a mobilidade torácica da seguinte forma: na expiração pedimos que o aluno realize a mobilidade torácica no sentido da retificação torácica, solicitamos que ele imagine um farol em seu peito e tente iluminar a cada expiração com o farol no peito o mais alto que possa atingir. Nesse momento, seremos um artesão moldando a curvatura para a extensão conforme desejamos, transferindo da coluna lombar a mobilidade para o tórax. Para que isso aconteça tentaremos inibir a ação do forte quadrado lombar para que os músculos paravertebrais entrem em ação conjunta em todo seu segmento. Excelente exercício para a mobilização torácica e de toda a cadeia muscular de extensão da unidade tronco, assim como para a estabilização de ombros. Devo lembrar ainda que existe uma força mantida para o afastamento das últimas costelas do quadril, e que a cabeça é a continuidade da coluna vertebral da unidade tronco, devendo permanecer em posição neutra, com uma força atuante, como se alguém quisesse arrancá-la do aluno.

Observação mecânica – não necessitamos de molas para a execução desse exercício. Outra questão a ser comumente levantada em meus cursos e se o aluno já é retificado eu o levo mais para a retificação. A resposta é não, meu trabalho aqui e mobilizar as vértebras, devolver sua mobilidade no sentido anteroposterior, tanto para o movimento de flexão como para o de extensão.

Shoulder roll down

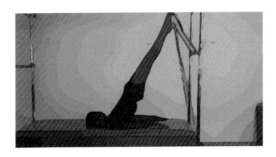

Posição inicial – o aluno estará em decúbito dorsal com os membros inferiores voltados e apoiados na barra-torre. O movimento partirá de uma flexão dos joelhos, tomando muito cuidado com sua neutralidade, e o antepé apoiado na barra fixa com o segundo dedo do pé alinhado à linha média da patela que estará em alinhamento com a espinha ilíaca anterossuperior (EIAS). Os membros superiores estarão ativados ao longo do corpo, pois os tríceps são essenciais para a execução do exercício com as mãos espalmadas para a utilização dos músculos intrínsecos da mão. Não podemos ainda nos esquecer da ação da decoaptação dos ombros, com os olécranos internos dos cotovelos voltados internamente, sem que ocorra o desalinhamento das mãos. Lembrar que todo o conjunto de ações organizadoras parte do ombro, e o aluno ainda deve ser capaz de manter uma contração efetiva nas axilas, parecida com aquela força que fazemos para segurar um termômetro quando estamos mensurando a temperatura corporal. Começamos essa ativação por meio do serrátil, para alunos retificados, com o ar da inspiração sendo levado até as costas. Já para os alunos hipercifóticos solicitamos que o ar da inspiração seja direcionado ao peito. Com a mesma posição dos cotovelos solicitamos que as escápulas sejam guardadas nos bolsos da calça. Não podemos ainda permitir de forma alguma que o aluno hiperestenda seus joelhos, solicitando a contração isométrica do conjunto muscular quadríceps/isquiotibiais, a fim de não sobrecarregar suas estruturas. No seu alinhamento inicial, o segundo dedo do pé do aluno deverá estar alinhado com a linha média da patela que, por sua vez, deverá estar alinhada com as espinhas ilíacas anterossuperiores (EIAS). Só a partir daí solicitamos então a extensão dos joelhos seguida da elevação do quadril, empurrando a barra para cima. Se quisermos dificultar o exercício, posicionamos as molas no sentido superior no módulo diagonal, de forma que fiquem paralelas ao tronco do aluno na posição final do exercício. Não precisamos facilitar a realização do exercício, pois a barra fixa dará para o aluno um ponto fixo para sua subida. Quando o aluno estiver na posição final do exercício, solicitamos que retire a cabeça da cama do *cadillac* para nos certificarmos de que a força corporal não está sobrecarregando sua cervical. Essa força deverá estar bem distribuída em seu corpo se biomecanicamente ele conseguir retirar a cabeça da cama. Caso não consiga, o trazemos um pouco mais ao longe da barra-torre para que não ocorra a sobrecarga cervical. Quando o aluno estiver na posição de completa extensão do corpo, que ele faça força com os pés para o alto aproveitando-se da energia cinética armazenada em seus tendões, como se quisesse flutuar, ou seja, crescendo para o alto. Devemos ainda observar se sua coluna lombar está em posição neutra; podemos posicionar um bastão por detrás de suas costas de forma que no bastão estejam apoiados coluna torácica e glúteos, movimento que será realizado com o afastamento das cristas ilíacas das últimas costelas. Podemos usar o comando verbal para seu melhor entendimento, solicitamos que ele arrebite os glúteos obrigando-os a formar o neutro ideal de sua coluna lombar. A partir daí solicitamos que comece a voltar depositando vértebra por vértebra na cama do *cadillac*. Os músculos usados para sua subida são quadríceps, isquiotibiais e glúteo máximo, além do tibial anterior, fibulares longo e curto, flexor longo do hálux e comum dos dedos, e também tríceps sural e crural, retos abdominais e paravertebrais. Ótimo exercício de ensinamento para o bom enrolamento em flexão do tronco, onde solicitamos que ele traga seus membros inferiores em direção ao tronco, invertendo o ponto fixo do exercício e a informação cinestésica enviada ao sistema nervoso central (SNC), como no caso do *rollover* ou *Jacknife* por exemplo.

Front splits (variação)

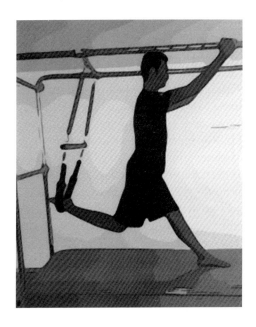

Posição inicial – o aluno deverá estar em pé no *cadillac* voltado para a barra-torre do aparelho e de costas para o trapézio com um dos pés apoiado sobre a alça do trapézio, flexão de joelho e extensão de quadril com ação dos isquiotibiais e glúteos sem rotação interna ou externa do quadril. O outro pé deverá estar apoiado na cama com o segundo dedo do pé alinhado à linha média da patela que, por sua vez, deverá estar alinhada com as espinhas ilíacas anterossuperiores (EIAS) em leve flexão de quadril. Suas mãos estarão apoiadas nas barras horizontais, de forma que não permitamos que a linha de força da organização escapular esteja desativada. Para que isso não ocorra solicitaremos a decoaptação dos ombros, com os olécranos internos dos cotovelos voltados internamente, sem que ocorra o desalinhamento das mãos. Lembrar que todo o conjunto de ações organizadoras parte do ombro, e o aluno ainda deve ser capaz de manter uma contração efetiva nas axilas, parecida com aquela força que fazemos para segurar um termômetro quando estamos mensurando a temperatura corporal. Começamos essa ativação por meio do serrátil, para alunos retificados, com o ar da inspiração sendo levado até as costas. Já para os alunos hipercifóticos solicitamos que o ar da inspiração seja direcionado ao peito. Com a mesma posição dos cotovelos solicitamos que as escápulas sejam guardadas nos bolsos da calça. Quanto mais flexionado o quadril do membro inferior que estará apoiado na cama, mais difícil será o exercício. Solicitamos então que o aluno desloque sua massa corporal para atrás. A extensão do membro inferior que estará apoiado sobre o trapézio deverá ter o calcâneo alinhado com a linha média da patela e seu ísquio. Ótimo exercício de flexibilização da cadeia muscular de flexão e extensão do membro inferior apoiado no trapézio, sendo os principais músculos flexibilizados: iliopsoas e quadríceps. Além da flexibilização da cadeia muscular de flexão do membro inferior apoiado na cama, tendo como principal músculo na ação o tibial anterior, não poderá ser permitido também que o aluno retire o pé do *cadillac*, nem tampouco estenda os artelhos. Observar ainda se o aluno não está fazendo a hiperextensão do joelho para fugir do alongamento do tibial anterior, que deverá ser evitada por meio da contração isométrica do conjunto quadríceps/tríceps, a fim de não sobrecarregar a articulação do joelho. Não podemos permitir também nenhum movimento no tronco. Todo o exercício é realizado por meio da abertura dos flexores do quadril do membro inferior apoiado no *cadilllac*.

Observações mecânicas – o instrutor não pode permitir que o membro inferior apoiado no trapézio provoque aumento da lordose unilateralmente, ou seja, que o quadril rode ou aumente sua extensão sob o risco de o aluno sentir aumento da compressão lombar. O joelho do trapézio em flexão deverá estar apontando para o chão.

Hanging pull ups

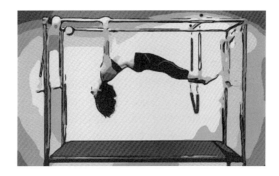

Posição inicial – o aluno estará em pé sobre o *cadillac* de costas para a barra-torre. Seus membros superiores estarão em flexão de ombros e de cotovelos apoiados na barra horizontal superior do *cadillac* com as mãos pronadas segurando as barras horizontais do *cadillac*, e utilizando-se da decoaptação dos ombros, com os olécranos internos dos cotovelos voltados internamente, sem que ocorra o desalinhamento das mãos. Lembrar que todo o conjunto de ações organizadoras parte do ombro, e o aluno ainda deve ser capaz de manter uma contração efetiva nas axilas, parecida com aquela força que fazemos para segurar um termômetro quando estamos mensurando a temperatura corporal. Começamos essa ativação por meio do serrátil, para alunos retificados, com o ar da inspiração sendo levado até as costas. Já para os alunos hipercifóticos solicitamos que o ar da inspiração seja direcionado ao peito. Com a mesma posição dos cotovelos solicitamos que as escápulas sejam guardadas nos bolsos da calça. Não podemos ainda permitir de forma alguma que o aluno hiperestenda os cotovelos ao final do movimento. Para tanto, ainda solicitamos a ação isométrica do conjunto bíceps/tríceps, para não gerar nenhuma sobrecarga nas articulações epicondilianas. Os membros inferiores estarão com cada um dos pés dentro das alças *fuzzy*: pé direito dentro da alça direita e pé esquerdo dentro da alça esquerda. O alinhamento dos membros inferiores deverá ser preservado, estando o segundo dedo dos pés alinhados com as linhas médias das patelas que, por sua vez, estarão alinhadas com as espinhas ilíacas anterossuperiores. O quadril partirá de uma flexão, posição inicial esta que gerará descompressão lombar interessante, além do alongamento da musculatura acessória dos membros superiores. O desenrolamento corporal deve ser perfeito no momento da subida que será realizada com a extensão do quadril e flexão dos cotovelos com ativação de bíceps, braquiorradial, isquiotibiais e glúteo máximo. Atenção para a cervical que deverá estar em posição neutra acompanhando a coluna vertebral, para a formação do C profundo no sentido da extensão do tronco por meio dos músculos paravertebrais. Para a manutenção do bom movimento fundamental em extensão, solicitamos o afastamento das cristas ilíacas das últimas costelas para a manutenção da pelve neutra. Os membros inferiores estarão fazendo uma decoaptação para a linha do horizonte, assim como a cabeça. O exercício se encerra no momento que o aluno perder a capacidade de manter o alinhamento solicitado das forças axiais, diametralmente opostas, exigidas durante o exercício, que é muito utilizado para flexibilização do tronco com fortalecimento potente dos flexores de cotovelo, já que pesará sobre ele toda a extensão do corpo do aluno, de forma horizontal, a força de sua massa e a força gravitacional.

Teaser

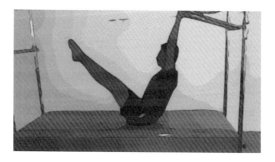

A *teaser* é um dos clássicos mais famosos e fotografado no método do Pilates. O objetivo do *teaser* é fortalecer a casa de força, termo descrito por Romana. A posição inicial é em decúbito dorsal com a cabeça voltada para o lado da barra-torre do *cadillac*. Caso se queira facilitar o exercício, as molas partirão de cima para baixo (sentido para cima) em módulo diagonal verticalmente ao tronco do aluno. Caso contrário, as molas estarão posicionadas de baixo para cima (sentido para baixo) em módulo diagonal na barra-torre, também verticalmente ao corpo do aluno. As mãos seguram na barra com os cotovelos em extensão e pronação. Os punhos devem estar em posição neutra, com a decoaptação dos ombros ativadas, com os olécranos internos dos cotovelos voltados internamente, sem que ocorra o desalinhamento das mãos. Lembrar que todo o conjunto de ações organizadoras partem do ombro, e o aluno ainda deve ser capaz de manter uma contração efetiva nas axilas, parecida com aquela força que fazemos para segurar um termômetro quando estamos mensurando a temperatura corporal. Começamos essa ativação por meio do serrátil, para alunos retificados, com o ar da inspiração sendo levado até as costas. Já para os alunos hipercifóticos solicitamos que o ar da inspiração seja direcionado ao peito. Com a mesma posição dos cotovelos solicitamos que as escápulas sejam guardadas nos bolsos da calça. Não podemos ainda permitir de forma alguma que o aluno hiperestenda os cotovelos ao final do movimento. Para tanto, ainda solicitamos a ação isométrica do conjunto bíceps/tríceps, para não gerar nenhuma sobrecarga nas articulações epicondilianas. Os membros inferiores estarão posicionados em *table top* (nomenclatura internacional para o famoso 90-90 ou ainda posição de cadeirinha), e os pés, em flexão plantar, com as linhas médias acionadas ativando os adutores. Solicitamos ao aluno que seus membros superiores exerçam leve pressão contra a barra, a fim de usá-la como ponto fixo para o exercício. Solicitamos então ligeira inclinação do púbis ao umbigo concomitantemente com o descolar da cama de vértebra por vértebra da coluna, articulando-a. A partir da cervical, com o foco no centro de força e exigindo a curvatura fundamental do tronco, construir a flexão perfeita na transição dos músculos da região cervical profunda com o piramidal do esterno e abdome até o apoio total da pelve e a extensão dos joelhos que tem por objetivo que a coxa do aluno fique o mais próximo possível da região abdominal. Os membros inferiores devem ser afastados da pelve em direção à linha do horizonte. Uma vez os ísquios apoiados na coluna lombar, essa deve ser mantida em neutra com o afastamento das cristas ilíacas das últimas costelas. Esse afastamento tem por objetivo sempre o ganho de espaço intervertebral. Essas forças diametralmente opostas devem ser mantidas do início ao fim do exercício, que terminará com o aluno descendo vértebra por vértebra até o apoio da calota craniana na cama do cadillac. Músculos responsáveis pela execução do movimento: reto do abdome, oblíquos externo e interno, psoas, que terá sua ação máxima em torno de 45-60º de flexão do quadril e não poderá desestabilizar a posição neutra da pelve, além do quadríceps para a extensão de joelhos.

Leg series supine: bycicle

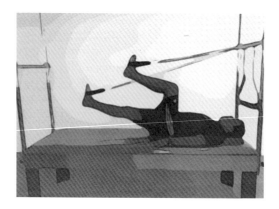

Conscientização da interdependência da pelve dos membros inferiores.

Posição inicial – aluno em decúbito dorsal, com os membros inferiores em *table top*, membros superiores ao longo do corpo, com as mãos espalmadas no estofado do *cadillac* para a ativação da musculatura intrínseca da mão. Devemos solicitar também a ativação da força de decoaptação dos ombros. Começamos essa ativação por meio do serrátil, para alunos retificados, com o ar da inspiração sendo levado até as costas. Já para os alunos hipercifóticos solicitamos que o ar da inspiração seja direcionado ao peito.

Com a mesma posição dos cotovelos solicitamos que as escápulas sejam guardadas nos bolsos da calça. Os pés deverão estar posicionados nas alças de pés, e a mola do *cadillac*, paralelamente ao tronco do aluno. Solicitamos que o aluno mova cada membro inferior de um vez, como se estivesse pedalando, e o movimento deve tornar-se fluido. Esse giro dos membros inferiores deve ser realizado com a pelve neutra e estabilizada, com os seguintes músculos: abdominais, quadríceps, isquiotibiais, sartório (principal protetor do valgismo dinâmico), grácil, gastrocnêmico e glúteo máximo. O movimento deve ser trabalhado e limpado a cada ciclo, como se o aluno estivesse realmente andando de bicicleta. Muito cuidado com a volta do movimento para a flexão do quadril, não permitindo que o aluno rode o fêmur lateralmente com tendência para o varo, nem internamente, favorecendo o valgismo. Para tanto, devemos manter o perfeito alinhamento dos segundos dedos dos pés alinhados com as linhas médias das patelas, as quais, por sua vez, deverão estar em alinhamento com as espinhas ilíacas anterossuperiores.

Pendulum

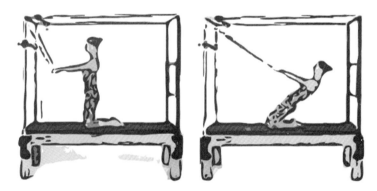

Posição inicial – o aluno deve estar de joelhos na cama do *cadillac* de frente para a barra-torre do aparelho. O calcanhar deve estar alinhado com o joelho e a espinha ilíaca posterossuperior (EIPS), pés em flexão plantar, os ombros partem de 90° com sua decoaptação, os olécranos internos dos cotovelos voltados internamente, sem que ocorra o desalinhamento das mãos. Lembrar que todo o conjunto de ações organizadoras partem do ombro. O aluno ainda deve ser capaz de manter uma contração efetiva nas axilas, parecida com aquela força que fazemos para segurar um termômetro quando estamos mensurando a temperatura corporal. Começamos essa ativação por meio do serrátil, para alunos retificados, com o ar da inspiração sendo levado até as costas. Já para os alunos hipercifóticos solicitamos que o ar da inspiração seja direcionado ao peito. Com a mesma posição dos cotovelos solicitamos que as escápulas sejam guardadas nos bolsos da calça. Não podemos ainda permitir de forma alguma que o aluno hiperestenda os cotovelos ao final do movimento. Para tanto, ainda solicitamos a ação isométrica do conjunto bíceps/tríceps, para não gerar nenhuma sobrecarga nas articulações epicondilianas. Os cotovelos deverão estar estendidos e em pronação. Os punhos do aluno deverão estar em posição neutra e as mãos apoiadas na barra móvel do *cadillac*. As molas partirão de cima para baixo, paralelas ao tronco. Solicitamos que o aluno realize uma inclinação posterior do tronco somente com a flexão dos joelhos. O mais importante mecanicamente para o *pendulum* é que o aluno não flexione o quadril. Solicitamos então a contração forte dos glúteos para que isso não ocorra, pois não queremos a ação do psoas. O exercício ativa os músculos do abdome, paravertebrais, mas, sobretudo, produz forte trabalho de quadríceps. Desafie o aluno, diminuindo a força das molas até retirá-las por completo do exercício. Caso ele sinta desconforto nos joelhos durante a execução do exercício, não realize.

Spine stretch – variation

Posição inicial – o aluno deverá estar de joelhos, voltado para a barra-torre do *cadillac*. Os calcanhares deverão estar em alinhamento com os ísquios e os joelhos alinhados com a espinha ilíaca anterossuperior (EIAS). O tronco sairá da posição neutra e os membros superiores deverão estar organizados com a devida decoaptação dos ombros, olécranos internos dos cotovelos voltados internamente, sem que ocorra o desalinhamento das mãos. Lem-

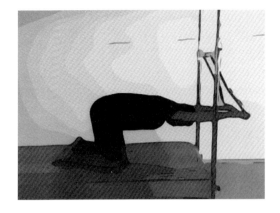

brar que todo o conjunto de ações organizadoras parte do ombro. O aluno ainda deverá ser capaz de manter uma contração efetiva nas axilas, parecida com aquela força que fazemos para segurar um termômetro quando estamos mensurando a temperatura corporal. Começamos essa ativação por meio do serrátil, para alunos retificados, com o ar da inspiração sendo levado até as costas. Já para os alunos hipercifóticos solicitamos que o ar da inspiração seja direcionado ao peito. Com a mesma posição dos cotovelos solicitamos que as escápulas sejam guardadas nos bolsos da calça. Não podemos ainda permitir de forma alguma que o aluno hiperestenda os cotovelos ao final do movimento. Para tanto, ainda solicitamos a ação isométrica do conjunto bíceps/tríceps, para não gerar nenhuma sobrecarga nas articulações epicondilianas, cotovelos estendidos e pronados com o punho em posição neutra e apoiados na barra-torre do *cadillac*, as mãos deverão estar afastadas com os segundos dedos das mãos alinhadas com os ombros. Não há necessidade de molas para esse exercício. Solicitaremos que o aluno realize as flexões cervical, dorsal e lombar, de forma que mobilize apenas a coluna vertebral, realizando a flexão completa do tronco em um C profundo, conduzindo a barra-torre para frente com forças de afastamento das cristas ilíacas das últimas costelas objetivando o aumento dos espaços intervertebrais, até que as colunas cervical e lombar fiquem em posição neutra. Ótimo exercício para mobilizar a coluna vertebral, fortalecer os músculos paravertebrais e transverso abdominal, pois aqui lidamos com o dilema físico de termos uma coluna flexível o suficiente com músculos fortes, porém flexíveis também para o equilíbrio corporal.

Spread eagle – variation

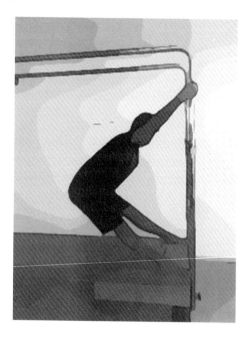

Posição inicial – aluno em pé sobre o *cadillac*. Com os pés apoiados bem próximos às hastes laterais do aparelho, segure-as com as mãos, mobilize a coluna vertebral para a extensão com a ação dos glúteos e paravertebrais, para a flexibilização da cadeia muscular flexora do tronco, sem que haja linha de quebra no movimento. Em seguida flexione o quadril com a extensão dos membros superiores trazendo os glúteos para o estofado do *cadillac* e desenrole a coluna vertebral, posicionando-se de forma a alongar a musculatura acessória dos membros superiores, além do músculo grande dorsal. Por sua origem ser na metade inferior do tronco, para o alongamento do grande dorsal, não podemos permitir nenhum grau de extensão de tronco. Caso ocorra o aumento da lordose lombar, temos um possível encurtamento do grande dorsal e do quadrado lombar.

Combo Chair, Step Chair ou *Wunda ChairA Chair* ou Cadeira no Pilates

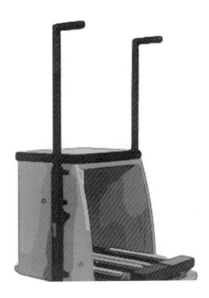

História da *chair* no Pilates

A *wunda chair* foi criada por Joseph Pilates que concebeu o equipamento ao pensar em um amigo que gostaria de ter um *reformer*, mas que não tinha espaço no seu apartamento para tanto. O equipamento é na verdade uma espécie de poltrona (logo o nome de *chair*) que se transforma num equipamento de Pilates quando deitada, tendo seu assento removido.

Muitos dos exercícios do *reformer* são adaptados para a *chair*, e muitos deles podem ser feitos em pé ou sentado. Outra versão da história seria a de que Joseph Pilates teria observado manobras acrobáticas chinesas em uma "caixa" que, quando virada, transforma-se em cadeira. E a base dessa história seria a preocupação de Pilates de como deveríamos sentar e deitar corretamente e, por isso, teria começado a pensar em um mobiliário que fosse concebido a partir da ideia de construir uma cadeira para a promoção de uma coluna saudável. Embora a cadeira tenha sido projetada há cerca de um século, nos dias de hoje tem enorme popularidade nos estúdios de Pilates.

A *chair* possui assento espaçoso com enchimento de espuma, pedais ligados a molas de diferentes tensões e estruturas de aço.

Comparativamente aos exercícios de solo, a cadeira oferece um treino diferente, nem mais fácil, nem tampouco mais difícil, funciona como estímulo diferente, logo gerando sensações cinestésicas diversas.

Biomecânica da *chair*

E um aparelho extremamente versátil. Cerca de 100 anos se passaram desde que Joseph Pilates a implementou ao seu método. Apesar de a sua forma original envolver exercícios realizados no *mat*, os equipamentos foram rapidamente introduzidos na rotina de quem praticava Pilates. Acima de tudo, sua principal função é proporcionar oportunidades de trabalhar com maior resistência contra o corpo. A *chair* oferece um trabalho de fortalecimento da parte superior do corpo (pescoço, braços, ombros), bem como da parte inferior (glúteos e pernas).

A cadeira apelidada de "cadeira maravilha" faz realmente maravilhas pelo seu corpo. Ela favorece o fortalecimento da metade inferior do tronco. Embora o projeto da cadeira seja relativamente simples, existe uma infinidade de exercícios que podem ser realizados nela. Os exercícios são diferentes, pois as molas formam um ângulo de 90° com a parte posterior da cadeira no sentido contrário ao exercício, diferentemente do *reformer* e do *cadillac*, sendo aplicado na cadeira o mesmo tipo de resistência da EPOL. Na cadeira, para calcularmos a resistência do movimento, também necessitamos aplicar a fórmula matemática dos vetores de Pitágoras.

A cadeira oferece menor apoio e maior amplitude de movimento. Isso exige maior força e equilíbrio por parte do praticante. E, dependendo do movimento a ser realizado, as molas dificultam ou facilitam os exercícios.

Exercícios na *wunda chair*

Hamstring stretch

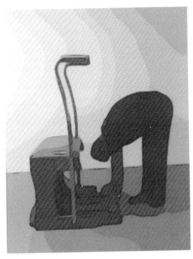
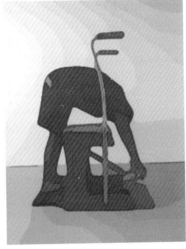

Como o próprio nome do exercício já informa, é um alongamento de isquiotibiais.

Posição inicial – aluno em pé de frente para a face anterior da cadeira, segundo dedo do pé alinhado com a linha média da patela que deverá também estar alinhada com a espinha ilíaca anterossuperior (EIAS). A quantidade de molas dependerá da força do aluno. Mãos apoiadas no *step* ou pedal, sendo que a organização da cintura escapular dependerá do tipo de coluna do aluno. A força de decoaptação dos ombros estará sempre presente, com os olécranos internos dos cotovelos voltados internamente, sem que ocorra o desalinhamento das mãos. Lembrar que todo o conjunto de ações organizadoras da cintura escapular parte do ombro, e o aluno ainda deve ser capaz de manter uma contração efetiva nas axilas, parecida com aquela força que fazemos para segurar um termômetro quando estamos mensurando a temperatura corporal. Começamos essa ativação por meio do serrátil, para alunos retificados, com o ar da inspiração sendo levado até as costas. Já para os alunos hipercifóticos, solicitamos que o ar da inspiração seja direcionado ao peito. Com a mesma posição dos cotovelos solicitamos que as escápulas sejam guardadas nos bolsos da calça. Não podemos ainda permitir de forma alguma que o aluno hiperestenda os cotovelos ao final do movimento. Para tanto, ainda solicitamos a ação isométrica do conjunto bíceps/tríceps, para não gerar nenhuma sobrecarga nas articulações epicondilianas nem tampouco hiperestenda os joelhos, acionando também o conjunto quadríceps e isquiotibiais para a proteção da articulação. Solicitamos ao aluno que flexione as colunas cervical, dorsal e lombar, descendo controladamente vértebra por vértebra, afastando as cristas ilíacas das últimas costelas, desenhando um C profundo e perfeito com a coluna (movimento fundamental do tronco descrito por madame Piret e Bézièrs). Não é um alongamento da coluna, nem tampouco da cadeia muscular de extensão, mas um ótimo exercício de mobilidade articular da coluna vertebral com o alongamento dos isquiotibiais. Para que isso ocorra não podemos permitir que o aluno aumente o ângulo tibiotársico do tornozelo, nem tampouco flexione ou hiperestenda os joelhos. Definitivamente, para que isolemos o alongamento dos isquiotibiais, solicitamos a manutenção do neutro na coluna lombar, usando o comando de arrebitar os glúteos.

Observações mecânicas – utilizamos da força solo organizando os membros inferiores, da força das mãos sobre o *step* organizando a cintura escapular e da força da massa e gravitacional para controlar o desenrolamento do tronco.

Swan front

Posição inicial – o aluno deverá estar em decúbito ventral sobre a cadeira com as mãos apoiadas no pedal, cotovelos estendidos.

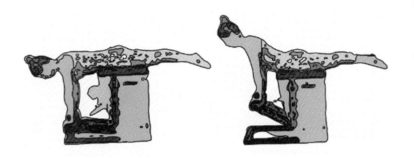

Vale aqui reforçar a decoaptação dos ombros do aluno, com os olécranos internos dos cotovelos voltados internamente, sem que ocorra o desalinhamento das mãos. Lembrar que todo o conjunto de ações organizadoras da cintura escapular parte do ombro, e o aluno ainda deve ser capaz de manter uma contração efetiva nas axilas, parecida com aquela força que fazemos para segurar um termômetro quando estamos mensurando a temperatura corporal. Começamos essa ativação por meio do serrátil, para alunos retificados, com o ar da inspiração sendo levado até as costas. Já para os alunos hipercifóticos, solicitamos que o ar da inspiração seja direcionado ao peito. Com a mesma posição dos cotovelos solicitamos que as escápulas sejam guardadas nos bolsos da calça. Não podemos ainda permitir de forma alguma que o aluno hiperestenda os cotovelos ao final do movimento. Para tanto, ainda solicitamos a ação isométrica do conjunto bíceps/tríceps, para não gerar nenhuma sobrecarga nas articulações epicondilianas. Os membros inferiores devem estar juntos com a ativação da linha média (adutores) e a ativação de decoaptação partindo da cabeça do fêmur em direção à linha do horizonte. O movimento parte da posição neutra do tronco. Solicitamos então que o aluno realize a extensão do tronco, de forma organizada, sem colocar toda mobilidade na região da coluna lombar. Solicitamos o C profundo na torácica também. A região cervical exercerá uma força como se alguém quisesse arrancar a cabeça do aluno, sem que permitamos que ele perca o neutro cervical. No *swan front* alongamos a cadeia de flexão na unidade tronco, além de fortalecermos os músculos paravertebrais.

Roll over step

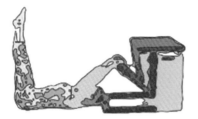 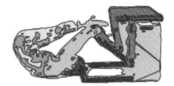

Posição inicial – aluno em decúbito dorsal de costas para o aparelho com as mãos apoiadas nos *steps* e flexão do quadril a 90°. Joelhos em extensão com todas as forças organizadoras do corpo já citadas e acionadas. O movimento se inicia com a ação do quadríceps e do reto abdominal, que perto de 90° tracionará a pelve para uma anteversão, que não poderá ser permitida. Esse é um ótimo exercício de estabilização da pelve, pois trabalha em sincronismo músculos que tracionam a pelve e anteversão (psoas e quadríceps), retroversão (isquiotibiais) e ainda o glúteo máximo que pode levar o ilíaco em abertura. Não se pode esquecer de flexionar o quadril até que os pés alcancem os *steps* e retornar vértebra por vértebra da coluna vertebral sem perder a pelve neutra ideal. Fortalecem os músculos reto abdominal, oblíquo externo, iliopsoas e reto femoral, além de alongar os músculos da cadeia muscular de extensão mobilizando a coluna vertebral.

Observações mecânica do *roll over*:

Para se ter certeza de não estar sobrecarregando a cervical do paciente, deve-se solicitar, enquanto ele estiver na fase final do movimento, que retire a cabeça do solo e, caso ele não consiga, a distribuição de peso está incorreta. Não se esquecer de afastar as cristas ilíacas das últimas costelas, sem esquecer as forças organizadoras dos membros superiores.

The cat

Ótimo exercício para a mobilização da coluna vertebral se praticado com todas as forças diametralmente opostas do Pilates.

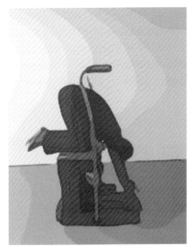 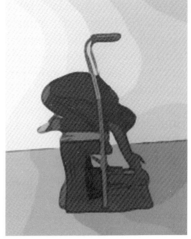

Posição inicial – o aluno deve estar apoiado nos joelhos sobre a *chair*, respeitando o ângulo de 90° de flexão dos joelhos. É importante que o aluno esteja posicionado na metade posterior da cadeira, a fim de evitar o risco de quedas. Os calcanhares devem estar alinhados com os ísquios e as mãos apoiadas sobre o pedal com o segundo dedo das mãos alinhadas com os ombros em rotação externa, realizando decoaptação, com os olécranos internos dos cotovelos voltados internamente, sem que ocorra o desalinhamento das mãos. Lembrar que todo o conjunto de ações organizadoras da cintura escapular parte do ombro, e o aluno ainda deve ser capaz de manter uma contração efetiva nas axilas, parecida com aquela força que fazemos para segurar um termômetro quando estamos mensurando a temperatura corporal. Começamos essa ativação por meio do serrátil, para alunos retificados, com o ar da inspiração sendo levado até as costas. Já para os alunos hipercifóticos solicitamos que o ar da inspiração seja direcionado ao peito. Com a mesma posição dos cotovelos solicitamos que as escápulas sejam guardadas nos bolsos da calça. Não podemos ainda permitir de forma alguma que o aluno hiperestenda os cotovelos ao final do movimento. Para tanto, ainda solicitamos a ação isométrica do conjunto bíceps/tríceps, para não gerar nenhuma sobrecarga nas articulações epicondilianas. A coluna vertebral começará no

C profundo. O exercício se inicia com o aumento da flexão de quadril e a mobilização da coluna para e extensão empurrando o *step* para baixo. Quando descemos utilizamos a energia cinética das mãos sobre o *step*, e quando retornamos utilizamos o enrolamento da coluna que deverá enfatizar a cada subida o C de forma mais profunda possível.

Pull up

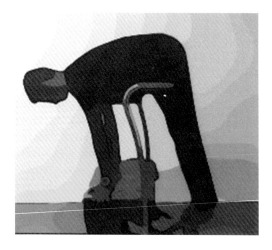

Posição inicial – as pontas dos pés devem estar apoiadas nos *steps* com os joelhos estendidos, sem permissão da hiperextensão, para que não haja sobrecarga da articulação do joelho ou sua flexão. Caso isso ocorra, trabalhe antecipadamente os alongamentos necessários, com flexão de quadril e enrolamento da coluna, de maneira que os membros superiores estejam apoiados sobre o assento da *chair*. O punho deve ser mantido em posição neutra. Solicitamos a organização da cintura escapular por meio da decoaptação dos ombros, com os olécranos internos dos cotovelos voltados internamente, sem que ocorra o desalinhamento das mãos. Lembrar que todo o conjunto de ações organizadoras da cintura escapular parte do ombro, e o aluno ainda deve ser capaz de manter uma contração efetiva nas axilas, parecida com aquela força que fazemos para segurar um termômetro quando estamos mensurando a temperatura corporal. Começamos essa ativação por meio do serrátil, para alunos retificados, com o ar da inspiração sendo levado até as costas. Já para os alunos hipercifóticos solicitamos que o ar da inspiração seja direcionado ao peito. Com a mesma posição dos cotovelos solicitamos que as escápulas sejam guardadas nos bolsos da calça. Não podemos ainda permitir de forma alguma que o aluno hiperestenda os cotovelos ao final do movimento. Para tanto, ainda solicitamos a ação isométrica do conjunto bíceps/tríceps, para não gerar nenhuma sobrecarga nas articulações epicondilianas. Solicitamos então que o aluno aproxime o quadríceps do tórax, utilizando-se da energia cinética dos membros superiores e dos músculos do abdome. Esse movimento deve realizar a elevação dos *steps*, utilizando-se dos músculos: reto do abdome, oblíquos externo (fibras anteriores e laterais) e interno (fibras anteriores, superiores e laterais para a atuação de forma bilateral). Na volta do exercício, não podemos permitir que o aluno bata os *steps* no chão. Como invertemos o ponto fixo nesse exercício, quanto mais mola mais fácil se tornará o exercício.

Excelente exercício para o fortalecimento dos músculos abdominais.

Observação mecânica – o exercício deve ser realizado sem que permitamos o deslocamento do aluno para a parte posterior da cadeira. Para certificar-se disso, posicione-se atrás da cadeira, de forma a ser a barreira limite, e o aluno não poderá, de forma alguma, empurrar o tronco do instrutor para trás, ou seja, o exercício é realizado para o alto e não para a frente.

Triceps front

Posição inicial – aluno sobre os *steps* de frente para a *chair* com flexão de cotovelo, punhos em posição neutra e mãos apoiadas sobre os apoios da cadeira. Os membros superiores deverão utilizar a decoaptação dos ombros, com os olécranos internos dos cotovelos voltados internamente, sem que ocorra o desalinhamento das mãos, que deverão estar alinhadas à linha dos ombros. Lembrar que todo o conjunto de ações organizadoras dos membros superiores parte

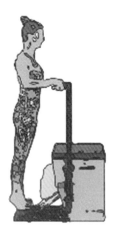 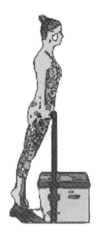

do ombro, e o aluno ainda deve ser capaz de manter uma contração efetiva nas axilas, parecida com aquela força que fazemos para segurar um termômetro quando estamos mensurando a temperatura corporal. Começamos essa ativação por meio do serrátil, para alunos retificados, com o ar da inspiração sendo levado até as costas. Já para os alunos hipercifóticos solicitamos que o ar da inspiração seja direcionado ao peito. Com a mesma posição dos cotovelos solicitamos que as escápulas sejam guardadas nos bolsos da calça. Não podemos ainda permitir de forma alguma que o aluno hiperestenda os cotovelos ao final do movimento. Solicitamos que o aluno estenda os cotovelos, com forca gerada pelo tríceps. Para tanto, ainda solicitamos a ação isométrica do conjunto bíceps/tríceps, para não gerar nenhuma sobrecarga nas articulações epicondilianas ao final do movimento. Os membros inferiores estão apoiados ao *step* com os pés em flexão plantar, sem que permitamos a hiperextensão dos membros inferiores. Solicitamos então que o aluno realize a extensão dos cotovelos utilizando a força de tríceps e ancôneo. O importante aqui é a força de aproximação dos olécranos, além do alongamento dos músculos acessórios da cintura escapular. Caso o aluno não tenha boa organização escapular para realizar esse exercício, é necessário realizar os exercícios de alongamento para a organização escapular anteriormente. A volta do movimento deve ser controlada sem que ocorra a descida completa do *step* ao solo.

Horse back

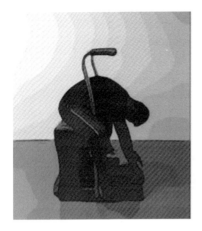 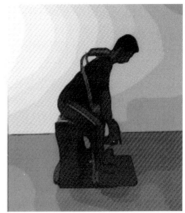

Posição inicial – o aluno deverá estar sentado sobre os ísquios por detrás da *chair*, de forma que os adutores permitam que cada um de seus membros inferiores esteja abduzido pelo lado da cadeira com os joelhos fletidos, membros superiores com a organização escapular necessária com decoaptação dos ombros, com os olécranos internos dos cotovelos voltados internamente, sem que ocorra o desalinhamento das mãos. Lembranr que todo o conjunto de ações organizadoras parte do ombro, e o aluno ainda deve ser capaz de manter uma contração efetiva nas axilas, parecida com aquela força que fazemos para segurar um termômetro quando estamos mensurando a temperatura corporal. Começamos essa ativação por meio do serrátil, para alunos retificados, com o ar da inspiração sendo levado até as costas. Já para os alunos hipercifóticos solicitamos que o ar da inspiração seja direcionado ao peito. Com a mesma posição dos cotovelos solicitamos que as escápulas sejam guardadas nos bolsos da calça. Não podemos ainda permitir de forma alguma que o aluno hiperestenda os cotovelos ao final do movimento. Para tanto, ainda solicitamos a ação isométrica do conjunto bíceps/tríceps, para não gerar nenhuma sobrecarga nas articulações epicondilianas, com o punho em posição neutra e as mãos apoiadas nos *steps*. É um exercício que exige boa flexibilidade dos adutores. Caso o aluno possua um ilíaco, ou os dois, em abertura ele não conseguirá realizar o exercício, pedimos então que realize a flexão anterior do tronco utilizando-se dos músculos abdominais por meio do enrolamento da coluna, objetivando o C profundo da região lombar. Na volta o exercício é extremamente interessante, pois estimula os músculos reequilibradores dos movimentos da cadeia muscular de extensão do tronco.

Shoulder up and down (elevação de ombro)

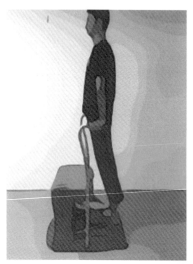
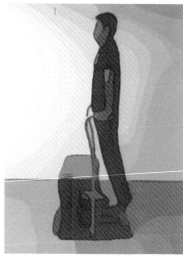

O aluno estará posicionado de frente para a *chair*, sobre os *steps*, com os cotovelos em extensão. Lembrar que todo o conjunto de ações organizadoras da cintura escapular parte do ombro, e o aluno ainda deve ser capaz de manter uma contração efetiva nas axilas, parecida com aquela força que fazemos para segurar um termômetro quando estamos mensurando a temperatura corporal. Começamos essa ativação por meio do serrátil, para alunos retificados, com o ar da inspiração sendo levado até as costas. Já para os alunos hipercifóticos solicitamos que o ar da inspiração seja direcionado ao peito. Com a mesma posição dos cotovelos solicitamos que as escápulas sejam guardadas nos bolsos da calça. Não podemos ainda permitir de forma alguma que o aluno hiperetenda os cotovelos. Para tanto, ainda solicitamos a ação isométrica do conjunto bíceps/tríceps, para não gerar nenhuma sobrecarga nas articulações epicondilianas. Com a organização escapular e de membros superiores citados anteriormente, punhos em posição neutra e mãos apoiadas nas barras, membros inferiores em extensão de quadril e joelhos com os pés apoiados sobre os *steps*, solicitamos ao aluno que realize a depressão das escápulas por meio do trapézio, fibras inferiores e serrátil anterior. Esse exercício deve ser sempre realizado quando o aluno tiver a necessidade de aprender a realizar a depressão dos ombros, essencial para que ele possa realizar o movimento de pistão.

Going up (subindo de frente)

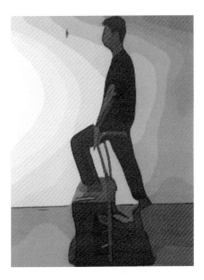

Posição inicial – o aluno deve estar de frente para a *chair* com o quadril e um dos joelhos flexionados em 90° com o pé apoiado sobre a *chair*. O membro inferior contralateral estará apoiado no *step* com o antepé, membros superiores organizados com as mãos apoiadas na barra da *chair*. Solicitamos que o aluno realize a extensão do quadril com os glúteos e a do joelho com os isquiotibiais para a subida. Já para a descida utilizamos o quadríceps excentricamente e flexão do quadril. Nesse exercício, devido à angulação, não corremos o risco de o psoas atuar, mas devemos estar atentos para todo posicionamento da coluna vertebral, sem permitir que o tronco se flexione para realizar o movimento. Tampouco que o aluno ultrapasse a angulação de 90° dos joelhos. Devemos estar muito atentos para os varismos e valgismos que podem ser gerados durante o exercício, além do bom posicionamento dos pés.

Pump one leg front (empurrar com a perna é o termo da tradução da frente)

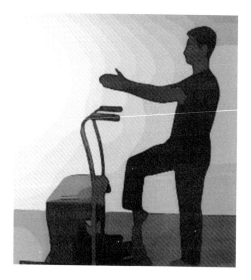

Posição inicial – aluno em pé de frente para a *chair* com o quadril e o joelho em flexão. Além do antepé apoiado no *step*, o outro membro inferior deverá estar apoiado ao solo e bem organizado, e cintura escapular também, com os ombros em flexão de 90°, cotovelos em extensão e mãos e punhos em posição neutra. Pedimos ao aluno que estenda o quadril com a ação do glúteo, junto também a extensão do joelho com os isquiotibiais, a volta se fará na flexão de quadril e joelhos com o quadríceps. Devemos estar muito atentos para os varismos e valgismos que podem ser gerados durante o exercício, além do bom posicionamento dos pés.

Ladder barrel

De todos os equipamentos criados por Joseph Pilates, o *ladder barrel* é um dos menos comentados, vou tentar resumir aqui sua história e funções físicas.

O método Pilates deve ser praticado com muita seriedade, fazendo com que os princípios fiquem em evidência sempre, e os exercícios devem seguir sempre os princípios do método e um objetivo para que tal seja indicado.

Uma das invenções do criador do método Pilates é o *ladder barrel*. Esse nome literalmente significa "barril escada". Como o nome já explica, esse equipamento consiste em alguns degraus, como o de uma escada, e uma superfície arredondada como um barril.

História

Várias são as histórias sobre como surgiu esse equipamento, mas a maior teoria é que ele teria sido inspirado em barris de cerveja, os tonéis.

Tipos de equipamento

Esse equipamento possui 3 tipos distintos:

Ladder barrel – trabalham-se exercícios mais desafiadores para os abdominais, assim como flexibilidade e força por envolver o corpo todo. Aparelho que deverá ser bem indicado para o aluno, por se trabalhar a força abdominal em grandes amplitudes de movimento. Atualmente o *barrel* já é produzido com molas, que podem facilitar ou dificultar mais os exercícios nesse equipamento.

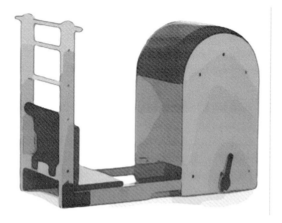

Step barrel **(ou *spine corrector*)** – pode-se dizer que seria um equipamento indicado para preparar o aluno para o *ladder*. É responsável por uma boa postura e promove o alongamento, o alinhamento da coluna e o fortalecimento da musculatura. Esse equipamento melhora a expansão torácica aliviando dores lombares, assim como a rigidez nos ombros e quadris, e um facilitador para movimentos mais desafiadores.

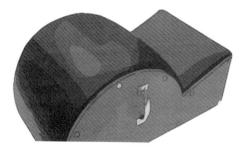

Meia-lua (ou Pilates *baby arc*) – o terceiro e último da série, trabalha o alongamento da parte superior do corpo e a força do centro. É uma peça versátil que permite vários exercícios realizados no solo, tais como *roll up* e *roll down*, que podem ser realizados para o ganho de força muscular, facilitando o movimento.

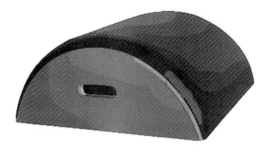

Short box series

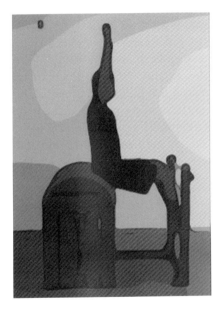

Posição inicial – aluno sentado sobre os ísquios no barril, membros superiores com a organização escapular necessária em decoaptação dos ombros, com os olécranos internos dos cotovelos voltados internamente, sem que ocorra o desalinhamento das mãos. Lembrar que todo o conjunto de ações organizadoras da metade superior do tronco parte do ombro, e o aluno ainda deve ser capaz de manter uma contração efetiva nas axilas, parecida com aquela força que fazemos para segurar um termômetro quando estamos mensurando a temperatura corporal. Começamos essa ativação por meio do serrátil, para alunos retificados, com o ar da inspiração sendo levado até as costas. Já para os alunos hipercifóticos solicitamos que o ar da inspiração seja direcionado ao peito. Com a mesma posição dos cotovelos solicitamos que as escápulas sejam guardadas nos bolsos da calça. Não podemos ainda permitir de forma alguma que o aluno hiperestenda os cotovelos ao final do movimento. Para tanto, ainda solicitamos a ação isométrica do conjunto bíceps/tríceps, para não gerar nenhuma sobrecarga nas articulações epicondilianas. Com os punhos em posição neutra e mãos pronadas apoiadas no bastão, os ombros deverão estar em flexão, o quadril flexionado em 90° com o retropé apoiado no degrau das escadas e o antepé em flexão dorsal preso ao degrau de cima. Se necessário, flexionar os joelhos, a fim de o aluno não perder o apoio dos ísquios. Evitar a hiperextensão de joelhos e, caso ocorra, acionar o conjunto isquiotibiais e quadríceps. Solicitamos ao aluno que flexione a coluna realizando o enrolamento do tronco, de forma a demonstrar um C profundo em sua coluna, por meio dos músculos de enrolamento: reto do abdome e oblíquos externo e interno.

Horse back

Posição inicial – aluno sentado sobre os ísquios no barril de lado, de maneira que os membros inferiores estejam em abdução com cada membro inferior de um lado do barril, com os joelhos em extensão, os pés em flexão plantar e as mãos apoiadas na cintura com a organização escapular necessária em decoaptação dos ombros, sem que ocorra o desalinhamento das mãos. Lembrar que todo o conjunto de ações organizadoras da metade superior do tronco parte do ombro, e o aluno ainda deve ser capaz de manter uma contração efetiva nas axilas, parecida com aquela força que fazemos para segurar um termômetro quando estamos mensurando a temperatura corporal. Começamos essa ativação apor meio do ser-

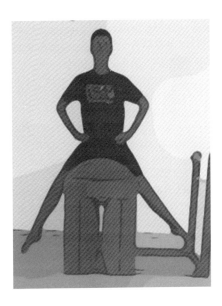

rátil, para alunos retificados, com o ar da inspiração sendo levado até as costas. Já para os alunos hipercifóticos solicitamos que o ar da inspiração seja direcionado ao peito. Com a mesma posição dos cotovelos solicitamos que as escápulas sejam guardadas nos bolsos da calça. Evitar a hiperextensão dos joelhos e, caso ocorra, acionar o conjunto isquiotibiais e quadríceps. Solicitamos então que o aluno realize a adução do quadril mantendo a flexão plantar retirando o assoalho pélvico do barril. Com a energia cinética o aluno deve crescer sobre o barril com a ação dos músculos: adutor curto e longo, adutor magno (fibras posteriores), grácil, gastrocnêmio, sóleo, tibial posterior, fibulares longo e curto. Ao ativar a adução, o aluno deve ser capaz de manter o bom alinhamento do tronco, afastando as últimas costelas das cristas ilíacas, sem a projeção da caixa torácica.

Ballet stretches front

Posição inicial – aluno em posição ortostática dentro do aparelho de costas para os degraus e apoiado neles. Um dos membros inferiores estará em flexão de quadril, extensão de joelhos e pé apoiado

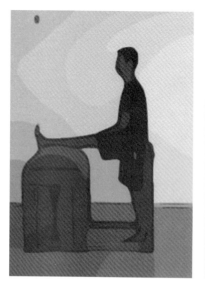
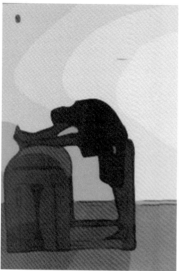

sobre o barril. Em dorsiflexão fechando a cadeia, o aluno deverá inclinar o tronco para a frente, realizando um C profundo com a coluna vertebral em decoaptação dos ombros, com os punhos em posição neutra e mãos pronadas. As vértebras devem ser mobilizadas uma a uma, sem que haja aproximação da caixa torácica com o membro inferior apoiado no barril, pois priorizamos a flexibilização do tronco. Já com a aproximação do abdome ao membro inferior priorizamos o alongamento dos isquiotibiais.

Observação mecânica – o aluno não pode descolar dos degraus da escada do barril sob nenhuma hipótese.

Leg extension

Posição inicial – aluno em decúbito ventral sobre o barril, as mãos devem estar pronadas e apoiadas sobre o degrau superior do espaldar com os cotovelos semiflexionados, bíceps atuantes e a organização da cintura escapular ativada da maneira já citada anteriormente. Solicitamos a extensão dos membros inferiores de forma que seu movimento siga do início até o final do exercício

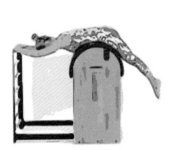 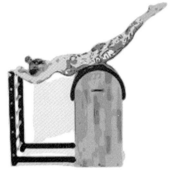

na seguinte organização: membros inferiores alinhados, com os calcâneos alinhados aos ísquios. Os membros inferiores devem estar alinhados à linha média do aluno, como se existisse um zíper os contendo. Esse exercício é realizado para o fortalecimento dos adutores, glúteo máximo, fibras posteriores do glúteo médio, isquiotibiais e paravertebrais.

Conclusão

Como vimos, o Pilates é envolvido por ciência física, logo não podemos negligenciar a biomecânica, nem tampouco subestimar as novas descobertas científicas. O método criado por Joseph Pilates é um dos melhores desenvolvidos até hoje, basta alinhá-lo à ciência, como tentei explicitar neste livro.

Referências

Allison GT, Morris SL, Lay B. Feedforward responses of transversus abdominis are directionally specific and act asymmetrically: implications for core stability theories. J Orthop Sports Phys Ther. 2008 May;38(5):228-37.

Alperin N, Lee SH, Sivaramakrishnan A, Hushek SG. Quantifying the effect of posture on intracranial physiology in humans by MRI flow studies. J Magn Reson Imaging. 2005 Nov;22(5):591-6.

Balogh Z, Jones F, D'Amours S, Parr M, Sugrue M. Continuous intra-abdominal pressure measurement technique. Am J Surg. 2004 Dec;188(6):679-84.

Barbic M, Kralj B, Cör A. Compliance of the bladder neck supporting structures: importance of activity pattern of levator ani muscle and content of elastic fibers of endopelvic fascia. Neurourol Urodyn. 2003;22(4):269-76.

Beales DJ, O'Sullivan PB, Briffa NK. Motor control patterns during an active straight leg raise in chronic pelvic girdle pain subjects. Spine (Phila Pa 1976). 2009 Apr 20;34(9):861-70.

Bertherat T. O corpo tem suas razões: antiginástica e consciência de si. 21ª ed. São Paulo: Editora WMF Martins Fontes; 2010.

Bézièrs MM. A coordenação motora: aspecto mecânico da organização psicomotora do homem. 3ª ed. São Paulo: Summus; 1992.

Binfait M. Os desequilíbrios estáticos: fisiologia, patologia e tratamento fisioterápico. São Paulo: Summus, 1995.

Blandaim CG. Anatomia para o movimento: introdução à análise das técnicas corporais. 4ª ed. Barueri, SP: Manole; 2010.

BØ K, Lilleas F, Talseth T, Hedland H. Dynamic MRI of the pelvic floor muscles in an upright sitting position. Neurourol Urodynam. 2001;20:167-74.

Bump R, Hurt G, Fantl J, Wyman J. Assessment of Kegel pelvic muxcle exercise performance after briel verbal instruction. Am J Obstet Gynecol. 1991;165:322-9.

Busquet L. As cadeias musculares – lordoses, cifoses, escolioses e deformaç~ões torácicas. Belo Horizonte; 2001.

Busquet L. As cadeias musculares – membros inferiors. Vol 4. Belo Horizonte; 2001.

Busquet L. As cadeias musculares – tronco, coluna cervical e membros superiores. Vol 1. Belo Horizonte; 2001.

Busquet-Vanderheyden M. As cadeias fisiológicas: a cadeia visceral: abdômen/pelve – descrição e tratamento. Vol 1. 2ª ed. Barueri, SP: Manole; 2009.

Busquet-Vanderheyden M. As cadeias fisiológicas: a cadeia visceral – tórax, garganta, boca. Vol VII. Barueri, SP: Manole; 2009.

Butler JE, McKenzie DK, Gandevia SC. Reflex inhibition of human inspiratory muscles in response to contralateral phrenic nerve stimulation. Respir Physiol Neurobiol. 2003 Oct 16;138(1):87-96.

Caufriez M. Abdominaux et perinee mhytes et réalités. MC Editions Collection Sciences de la motricité; 2010. p. 39-41, 143-181.

Cernea D, Cernea N, Berteanu C. [Intra-abdominal pressure on the functions of abdominal and thoracic organs] Rev Med Chir Soc Med Nat Iasi. 2006 Oct-Dec;110(4):929-37.

Chaves N Jr, de Tassis Magalhães L, Colleoni R, Del Grande JC. Effects of increased intra-abdominal pressure on the healing process after surgical stapling of the stomach of dogs. Acta Cir Bras. vol. 22 nº 5, São Paulo, Sept./Oct. 2007

Cheng JT, Xiao GX, Xia PY, Yuan JC, Qin XJ. Influence of intra-abdominal hypertension on the intestinal permeability and endotoxin/bacteria translocation in rabbits. Zhonghua Shao Shang Za Zhi. 2003 Aug;19(4):229-32.

Costa HLD, Moreira RFC, Foltran FA, Selistre LFA, Santos KLS, Castro KL, et al. Revisão de literatura. A biomecânica e a produção do conhecimento em fisioterapia: levantamento baseado nos anais do Congresso Brasileiro de Biomecânica. Fisioter Pesq. 2012;19(4):381-7.

Cresswell AB, Jassem W, Srinivasan P, Prachalias AA, Sizer E, Burnal W, et al. The effect of body position on compartmental intra-abdominal pressure following liver transplantation. Ann Intensive Care. 2012;2(Suppl 1):S12.

De Keulenaer BL, De Waele JJ, Powell B, Malbrain ML. What is normal intra-abdominal pressure and how is it affected by positioning, body mass and positive end-expiratory pressure? Intensive Care Med. 2009 Jun;35(6):969-76.

Diamond MP, Freeman ML. Clinical implication of postsurgical adhesions. Human Reproduction Update. 2001;7(6):567-576.

El-Serag HB, Tran T, Richardson P, Ergun G. Scand anthropometric correlates of intragastric pressure. J Gastroenterol. 2006 Aug;41(8):887-91. Links Sections of Health Services Research and Gastroenterology, Houston Veterans Affairs Medical Center and Baylor College of Medicine, Houston, Texas 77030, USA.

Ferreira M, Santos P. Artigos de revisão. Princípios da fisiologia do exercício no treino dos músculos do pavimento pélvico. Acta Urológica. 2009;3:31-8.

Finet G, Williame C. Biométrie de la dynamique viscérale et nouvelles normalisations ostéopathiques. Limoges: Jollois; 1992.

Finet G, Williame C. Osteopatia visceral: um espaço de discussão com o mundo médico epub. 2012.

Finet G, Williame C. Traité d'osteopathie. Epub 2016.

Gandevia SC, McKenzie DK, Plassman BL. Activation of human respiratory muscles during different voluntary manoeuvres. J Physiol. 1990 Sep;428:387-403.

Gierada DS, Curtin JJ, Erickson SJ, Prost RW, Strandt JA, Goodman LR. Diaphragmatic motion: fast gradient-recalled-echo MR imaging in healthy subjects. Radiology. 1995 Mar;194(3):879-84.

Gierada DS, Curtin JJ, Erickson SJ, Prost RW, Strandt JA, Goodman LR. Diaphragmatic motion: fast gradient-recalled-echo MR imaging in healthy subjects. Radiology. 1995 Mar;194(3):879-84.

Godelieve DS. Cadeias musculares e articulares: o método GDS. São Paulo: Summus; 1995.

Hodges PW, Butler JE, McKenzie DK, Gandevia SC. Contraction of the human diaphragm during rapid postural adjustments. J Physiol. 1997 Dec 1;505 (Pt 2):539-48.

Hodges PW, Eriksson AE, Shirley D, Gandevia SC. Intra-abdominal pressure increases stiffness of the lumbar spine. J Biomech. 2005 Sep;38(9):1873-80.

Hodges PW, Gandevia SC. Activation of the human diaphragm during a repetitive postural task. J Physiol. 2000 Jan 1;522 Pt 1:165-75.

Hodges PW, Sapsford R, Pengel LH. Postural and respiratory functions of the pelvic floor muscles. Neurourol Urodyn. 2007;26(3):362-71. Division of Physiotherapy, the University of Queensland, Brisbane, Queensland, Australia.

Kapandji IA. Fisiologia articular: esquemas comentados de mecânica humana. Vol 3. 6ª ed. São Paulo: Guanabara Koogan; 2009.

Kimball EJ, Rollins MD, Mone MC, Hansen HJ, Baraghoshi GK, Johnston C, et al. Survey of intensive care physicians on the recognition and management of intra-abdominal hypertension and abdominal compartment syndrome. Crit Care Med. 2006 Sep;34(9):2340-8. University of Utah Health Sciences Center, Salt Lake City, 84132, USA. edward.kimball@hsc.utah.edu

Korelo RIG, Kosiba CR, Grecco L, Matos RA. Influência do fortalecimento abdominal na função perineal, associado ou não à orientação de contração do assoalho pélvico, em nulíparas. Fisioter Mov. 2011:24(1):75-85.

Lederman E. O mito da estabilização do tronco. 2010.

Malbrain ML, Cheatham ML, Kirkpatrick A, Sugrue M, Parr M, De Waele J, et al. Results from the International Conference of Experts on Intra-abdominal Hypertension and Abdominal Compartment Syndrome. I. Definitions. Intensive Care Med. 2006 Nov;32(11):1722-32. Epub 2006 Sep 12. Links.

Masubuchi Y, Abe T, Yokoba M, Yamada T, Katagiri M, Tomita T. [Relation between neck accessory inspiratory muscle electromyographic activity and lung volume]. Nihon Kokyuki Gakkai Zasshi. 2001 Apr;39(4):244-9.

Mesquita Montes A, Gouveia S, Crasto C, de Melo CA, Carvalho P, Santos R, Vilas-Boas JP. Abdominal muscle activity during breathing in different postural sets in healthy subjects. J Bodyw Mov Ther. 2017 Apr;21(2):354-361. doi: 10.1016/j.jbmt.2016.09.004. Epub 2016 Sep 15.

Nagib ABL, Guirro ECO, Palauro VP, Guirro RRJ. Avaliação da sinergia da musculatura abdomino-pélvica em nulíparas com eletromiografia e biofeedback perineal. Bras Ginecol Obstet. 2005;27(4):210-5.

O'Sullivan PB, Beales DJ, Beetham JA, Cripps J, Graf F, Lin IB, et al. Altered motor control strategies in subjects with sacroiliac joint pain during the active straight-leg-raise test. Spine. 2002 Jan 1;27(1):E1-8.

Oliveira VC, Bicalho Li, Soares TB, Dornellas RS. Rstabilidade articular da coluna vertebral. Teorias contemporâneas e novos paradgmas. Fisioterapia Brasil.20090;10(4).

Paiva M, Verbank S, Estenne M, Poncelet B, Segebarth C, Macklem PT. Mechanical implications of in vivo human diaphragm shape. J Appl Physiol. 1992;72(4):1407-12.

Parkkinem A, Karjalainen E, Vartiainem M, Penttinen J. Physiotherapy for female stress urinary incontinence: individual therapy at outpatient clinic versus home-based pelvic floor trining: a 5-year follow-up study. Neurol Urodynam. 2002;23:643-8.

Piazza BL, Chassot AI. Human anatomy course that causes an evasion and exclusion: when the main evest is not confirm. Ciência em Movimento. Ano XIV, nº 28, 2011/2012.

Rial T, Pinsach P. Las técnicas hipopressivas. Vigo: Ed. Cardenoso; 2014.

Rial T, Pinsach P. Principios técnicos de los ejercicios hipopresivos del Dr. Caufriez EFDeportes.com, Revista Digital. Buenos Aires, Año 17, Nº 172, Septiembre, 2012.

Roman H, Bourdel N, Canis M, Rigaud J, Delavierre D, Labat J-J, Sibert L. Adhérences et douleurs pelvipérinéales chroniques/REVUE. Prog Urol. 2010;20(12):1003-9.

Sampselle CM, Messer KL, Seng Js, Raghunathan TE, Hines HH, Diokno AC. Learning outcomes of a group bahavioural modification program to prevent urinary incontinence. Int Urogynecol J. 2005;16:441-6.

Shafik A, Shafik AA, El Sibai O, Mostafa RM. Effect of straining on diaphragmatic crura with identification of the straining-crural reflex. The "reflex theory" in gastroesophageal competence. BMC Gastroenterol. 2004 Sep 30;4:24. Department of Surgery and Experimental Research, Faculty of Medicine, Cairo University, Cairo, Egypt.

Shafik A, Shafik I, El-Sibai O, Shafik AA. On the pathogenesis of gastroesophageal reflux: the concept of gastroesophageal dyssynergia. J Thorac Cardiovasc Surg. 2005 Aug;130(2):401-7. Department of Surgery and Experimental Research, Cairo University, Egypt.

Shirley D, Hodges PW, Eriksson AE, Gandevia SC. Spinal stiffness changes throughout the respiratory cycle. J Appl Physiol. 2003 Oct;95(4):1467-75.

Souchard PE. O diafragma. São Paulo: Simmus; 1989.

Souchard PE. O diagragma. São Paulo: Summus; 1989.

Suramo I, Päivänsalo M, Myllylä V. Cranio-caudal movements of the liver, pancreas and kidneys in respiration. Acta Radiol Diagn (Stockh). 1984;25(2):129-31.

Uchôa SMM. Sinergia muscular abdomino-pélvica em mulheres continentes nuligestas e primíparas: um estudo comparativo. Recife: O Autor; 2011.

van Dun PLS, Putseys H, Van Alsenoy C, De Backer WA, Devolder A, Willemen M, et al. Influence of extra-abdominal and -thoracic pressure on intra-abdominal and -thoracic pressure reported by an intra-cavital pressure measurement method. CORPP Commission for Osteopathic Research, Practice and Promotion epub falta data

Verschakelen JA, Deschepper K, Jiang TX, Demedts M. Diaphragmatic displacement measured by fluoroscopy and derived by respitrace. J Appl Physiol. 1989 Aug;67(2):694-8.

West JB. Fisiologia respiratória. São Paulo: Manole; 1996.

Whitelaw WA. Shape and size of the human diaphragm in vivo. J Appl Physiol. 1987 Jan;62(1):180-6.

Whitelaw WA. Shape and size of the human diaphragm in vivo. J Appl Physiol. 1987 Jan;62(1):180-6.

Zhou JC, Zhao HC, Pan KH, Xu QP. Current recognition and management of intra-abdominal hypertension and abdominal compartment syndrome among tertiary Chinese intensive care physicians. J Zhejiang Univ Sci B. 2011 Feb;12(2):156-62. Department of Critical Care Medicine, Sir Run Run Shaw Hospital, School of Medicine, Zhejiang University, Hangzho. 310016, China.